国家出版基金项目
NATIONAL PUBLICATION FOUNDATION

传染病症候群监测与检测技术丛书 第四分册

——杨维中 总主编 / 侯云德 主 审——

发热伴出血症候群病原学监测与检测技术

Pathogen Surveillance and Detection Techniques: Febrile Hemorrhagic Syndrome

刘玮 赵卓 ◎ 主编

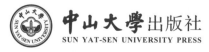

·广州·

版权所有　翻印必究

图书在版编目（CIP）数据

发热伴出血症候群病原学监测与检测技术/刘玮，赵卓主编. —广州：中山大学出版社，2016.12

（传染病症候群监测与检测技术丛书/杨维中总主编，侯云德主审）

ISBN 978-7-306-05867-6

Ⅰ.①发… Ⅱ.①刘…②赵… Ⅲ.①发热—传染病—病原细菌—医学检验②发热—传染病—病原细菌—监测③出血—传染病—病原细菌—医学检验④出血—传染病—病原细菌—监测 Ⅳ.①R51

中国版本图书馆CIP数据核字（2016）第247763号

FARE BANCHUXUE ZHENGHOUQUN BINGYUANXUE JIANCE YU JIANCE JISHU

| 出 版 人：徐　劲
| 策划编辑：鲁佳慧
| 责任编辑：鲁佳慧
| 封面设计：曾　斌
| 责任校对：王　琦
| 责任技编：黄少伟
| 出版发行：中山大学出版社
| 电　　话：编辑部电话（020）84111996，84113349，84111997，84110779
　　　　　　发行部电话（020）84111998，84111981，84111160
| 地　　址：广州市新港西路135号
| 邮　　编：510275　　传　　真：（020）84036565
| 网　　址：http://www.zsup.com.cn　E-mail：zdcbs@mail.sysu.edu.cn
| 印 刷 者：佛山市浩文彩色印刷有限公司
| 规　　格：787mm×1092mm　1/16　13印张　300千字
| 版次印次：2016年12月第1版　2016年12月第1次印刷
| 定　　价：37.00元

如发现本书因印装质量影响阅读，请与出版社发行部联系调换

丛书编委会

主　　审　侯云德
总 主 编　杨维中
副总主编　黎孟枫　景怀琦　许文波　刘　玮　吴建国　袁正宏　任丽丽
　　　　　　黄留玉　赵世文　赵　卓　王新华　陈　瑜

本书编委会

主　　编　刘　玮　赵　卓
副 主 编　姚文清　张小爱　毛玲玲
审　　校　曹务春　李德新　王世文

编委会成员（按姓氏笔画排序）
于　伟　辽宁省疾病预防控制中心
王　艳　辽宁省疾病预防控制中心
王子江　辽宁省疾病预防控制中心
王世文　中国疾病预防控制中心病毒病所
王作麟　辽宁省疾病预防控制中心
毛玲玲　辽宁省疾病预防控制中心
卢庆彬　北京大学公共卫生学院
田　疆　辽宁省疾病预防控制中心
任　毅　辽宁省疾病预防控制中心
任丽萍　辽宁省疾病预防控制中心
刘　芸　辽宁省疾病预防控制中心
刘　玮　中国人民解放军军事医学科学院微生物流行病研究所
刘　敏　辽宁省疾病预防控制中心
刘丽娟　中国检验检疫科学研究院
汤　芳　武警疾病预防控制中心
孙　毅　中国人民解放军军事医学科学院微生物流行病研究所
杨振东　中国人民解放军第154医院
李　伟　中国疾病预防控制中心传染病所

李建东　中国疾病预防控制中心病毒病所
张　洁　辽宁省疾病预防控制中心
张小爱　中国人民解放军军事医学科学院微生物流行病研究所
张泮河　中国人民解放军军事医学科学院微生物流行病研究所
林　磊　中国人民解放军军事医学科学院微生物流行病研究所
赵　卓　辽宁省疾病预防控制中心
姜永强　中国人民解放军军事医学科学院微生物流行病研究所
姚文清　辽宁省疾病预防控制中心
袁　媛　中国人民解放军军事医学科学院微生物流行病研究所
海　荣　中国疾病预防控制中心传染病所
崔　宁　中国人民解放军第 154 医院
蒋秀高　中国疾病预防控制中心传染病所
韩　悦　辽宁省疾病预防控制中心
温博海　中国人民解放军军事医学科学院微生物流行病研究所
熊小路　中国人民解放军军事医学科学院微生物流行病研究所
黎　浩　中国人民解放军军事医学科学院微生物流行病研究所

出版说明

在国家"十一五"和"十二五"期间，我国实施了"艾滋病和病毒性肝炎等重大传染病防治"科技重大专项，技术总师侯云德院士建议在整体研究中设立若干能力建设平台，"传染病监测技术平台"就是其中之一。侯云德院士指导专家组设计了"传染病监测技术平台"研究框架，在中国疾病预防控制中心（中国CDC）杨维中副主任牵头组织下，编制了发热呼吸道、腹泻、发热伴出疹、发热伴出血和脑炎脑膜炎五大症候群病原谱及其变异变迁规律的研究设计书。该研究以国家卫生和计划生育委员会传染病防治重大专项实施管理办公室杨维中副主任为总牵头人，联合卫生、科研、教育、农业、军队等多个行业和机构的12家核心实验室、79家区域监测实验室和290家监测哨点医疗机构，建立覆盖我国不同区域、不同层级的国家传染病症候群监测研究与检测实验室网络，实施发热呼吸道、腹泻、发热伴出疹、发热伴出血和脑炎脑膜炎五大症候群病原谱及其病原体变异变迁规律的研究。

为保障研究质量，研究组在设计书的框架下，制订了统一的五大症候群监测研究方案与病原体检测技术操作规范。在实施的7年中，监测研究方案和检测操作技术规范被不断地修改、完善，先后形成了2009年版和2012年版技术方案。在此基础上，全体专家结合实践经验和学科进展，对2012年版的方案做了全面的补充和更新，编写了"传染病症候群监测与检测技术丛书"。为使读者更好地了解本丛书，现将传染病监测技术研究的基本情况介绍如下。

一、研究概况

该研究联合地方和军队的疾控、医疗、科研院校等单位，建立覆盖全国的传染病症候群监测实验室网络；揭示我国不同地区发热呼吸道、腹泻、发热伴出疹、发热伴出血以及脑炎脑膜炎五大症候群的病原谱并开展其病原体变异变迁规律研究，为提高新发、突发传染病的检测能力积累经验、提供基础。

按照研究设计书，建立覆盖全国的传染病症候群监测网络，制订并实施统一的技术方案和运行机制；规范地开展发热呼吸道、腹泻、发热伴出疹、发热伴出血以及脑炎脑膜炎等五大症候群病例的发现、信息收集、标本采集和病原学检测研究；建立病例和标本信息库、标本生物资源库、菌（毒、虫）株库；建立可以实时收集、传送、共享和分析的信息管理系统；建立相应的盲样考核和监督检查等质量管理体系；通过对长期、系统、大样本监测数据的综合分析，掌握主要症候群病原谱的构成及其变化规律，探索重要病原体的变异变迁规律，不断提高及时发现和识别新发、突发传染病病原体和预测预警的能力。（图1）

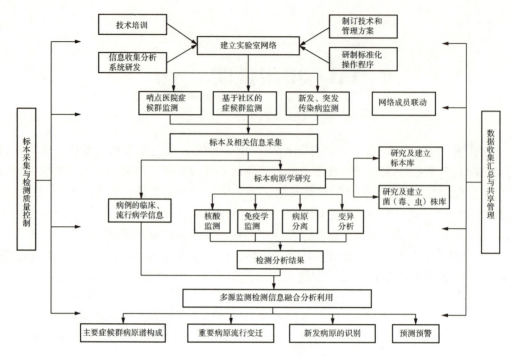

图 1　总体研究路线

该研究由中国疾病预防控制中心牵头，联合卫生、科研、教育、农业、军队等多个行业和机构的实验室，建立不同层级的、覆盖我国不同区域的国家传染病监测实验室网络。"十二五"期间，该项目分为 12 个课题，由国内传染病领域的 12 家核心实验室、79 家区域监测实验室和 290 家哨点医院共同组织实施。研究实验室网络组织架构和哨点医院分布见图 2。

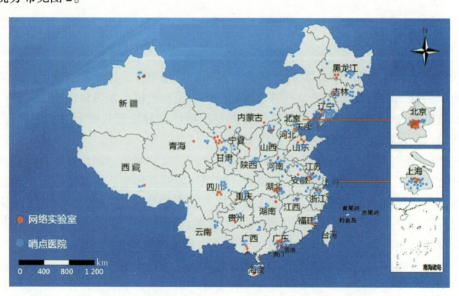

图 2　研究实验室网络组织架构和哨点医院分布

二、组织实施

研究采取分级管理的方式,总负责人负责总体协调和全面管理;各监测研究和检测实验室按任务合同书的要求完成各自承担的研究任务。设立管理执行办公室,负责日常协调与管理。(图3)

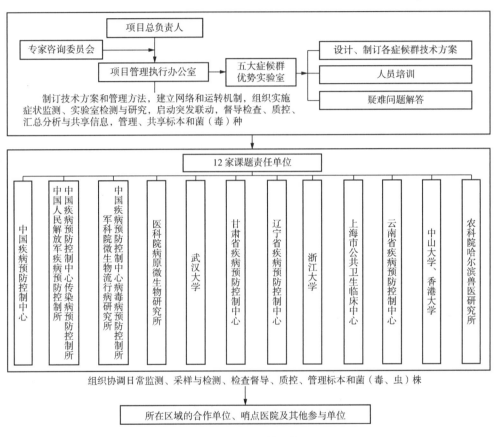

图3 项目组织管理框架

军科院:中国人民解放军军事医学科学院;医科院:中国医学科学院;农科院:中国农业科学院。

为有效指导研究的有序开展,2008年12月24日,原卫生部传染病防治重大专项实施管理办公室在北京组织召开了传染病监测技术研究工作会,安排部署了各项管理和技术方案的编写工作。2009年1—2月,该研究组的各承担单位多次召开了管理和技术方案编写会议。各方案编写小组组织相关领域专家,经过反复研讨与完善,完成了各项管理和技术方案的编写。2009年12月14日,原卫生部传染病防治重大专项实施管理办公室正式印发了2009年版的14个管理和技术方案,包括发热呼吸道、腹泻、发热伴出疹、发热伴出血和脑炎脑膜炎等五类症候群监测研究,新发、突发病原研究,病原体变异研究,人兽共患病病原谱研究,传染病症候群监测及多源监测信息融合分析技术研究，标本库和菌（毒、虫）株库建设，实验室质量控制，信息管理系统设计等技术方案以及项目管理办法。各症候群监测和变异变迁技术方案及牵头单位见表1。

表1　五大症候群和变异变迁技术方案及牵头单位

技术方案	牵头单位
发热呼吸道症候群	中山大学
腹泻症候群	中国疾病预防控制中心传染病预防控制所
发热伴出疹症候群	中国疾病预防控制中心病毒病预防控制所
发热伴出血症候群	中国人民解放军军事医学科学院微生物流行病研究所
脑炎脑膜炎症候群	武汉大学
传染病症候群病原体变异变迁研究	上海市公共卫生临床中心

"十二五"期间，监测研究病原体共90余种（涵盖了近30种法定报告传染病、60多种非法定报告传染病以及不明原因/新发疾病），监测的病原体种类见表2。此外，对其中12种重点病原开展了变异变迁研究，制订了研究方案和明确了分工。各重点病原变异变迁研究牵头单位和协作单位见表3。

表2　各症候群开展监测的病原体种类

症候群	检测病原体		
	病毒	细菌	其他
发热呼吸道	必检病原：流感病毒、呼吸道合胞病毒、腺病毒、副流感病毒、偏肺病毒、冠状病毒、博卡病毒、鼻病毒 扩展检测病原：中东呼吸综合征新型冠状病毒	必检病原：金黄色葡萄球菌、肺炎克雷伯菌、A组乙型链球菌、铜绿假单胞菌、流感嗜血杆菌、肺炎链球菌、军团菌 扩展检测病原：结核分枝杆菌、卡他莫拉汉菌、鲍曼不动杆菌	必检病原：肺炎支原体、肺炎衣原体
腹泻	必检病原：轮状病毒、肠道腺病毒、诺如病毒、札如病毒、星状病毒	必检病原：致泻大肠杆菌、非伤寒沙门菌、志贺菌、弯曲菌、小肠结肠炎耶尔森菌、假结核耶尔森菌、霍乱弧菌、副溶血弧菌、嗜水气邻单胞菌、类志贺邻单胞菌、副溶血弧菌、拟态弧菌、河弧菌	必检病原：阿米巴、蓝氏贾第鞭毛虫、隐孢子虫
发热伴出疹	必检病原：肠道病毒、麻疹病毒、风疹病毒、水痘-带状疱疹病毒、登革病毒、人类小DNA病毒B19、EB病毒、单纯疱疹病毒6型	必检病原：伤寒沙门菌、副伤寒沙门菌、链球菌	必检病原：伯氏疏螺旋体、立克次体

续表2

症候群	检测病原体		
	病毒	细菌	其他
发热伴出血	必检病原：汉坦病毒、登革病毒、新疆出血热病毒、新布尼亚病毒 扩展检测病原：埃博拉出血热病毒	必检病原：鼠疫菌、猪链球菌	必检病原：钩端螺旋体、立克次体、无形体、埃立克体
脑炎脑膜炎	必检病原：流行性乙型脑炎病毒、腮腺炎病毒、肠道病毒、单纯疱疹病毒、脊髓灰质炎病毒 扩展检测病原：麻疹病毒、呼吸道合胞病毒、西尼罗病毒、蜱传脑炎病毒	必检病原：脑膜炎奈瑟菌、b型流感嗜血杆菌、金黄色葡萄球菌、肺炎链球菌、猪链球菌、大肠杆菌、B族链球菌 扩展检测病原：单增李斯特菌	必检病原：恶性疟原虫、弓形虫、带绦虫、新型隐球菌 扩展检测病原：肺吸虫、并殖吸虫、旋毛虫、广州管圆线虫、裂头蚴

表3　12种重点病原变异变迁研究牵头单位和协作单位

病原体名称	牵头单位	参研单位
腺病毒	中国疾病预防控制中心病毒病预防控制所	中国人民解放军军事医学科学院微生物流行病研究所、中国医学科学院病原微生物研究所、甘肃省疾病预防控制中心、辽宁省疾病预防控制中心、上海市公共卫生临床中心、云南省疾病预防控制中心、中山大学
非伤寒沙门菌	中国疾病预防控制中心传染病预防控制所	中国人民解放军疾病预防控制中心、甘肃省疾病预防控制中心、辽宁省疾病预防控制中心、浙江大学、上海市公共卫生临床中心、云南省疾病预防控制中心
新布尼亚病毒	中国人民解放军军事医学科学院微生物流行病研究所	辽宁省疾病预防控制中心
志贺菌	中国人民解放军疾病预防控制中心	中国疾病预防控制中心传染病所、甘肃省疾病预防控制中心、辽宁省疾病预防控制中心、上海市公共卫生临床中心、浙江大学
冠状病毒	中国医学科学院病原微生物研究所	中国疾病预防控制中心病毒病所、甘肃省疾病预防控制中心、辽宁省疾病预防控制中心、上海市公共卫生临床中心、云南省疾病预防控制中心、中山大学
呼吸道合胞病毒	武汉大学	中国疾病预防控制中心病毒病所、中国人民解放军军事医学科学院微生物流行病研究所、甘肃省疾病预防控制中心、辽宁省疾病预防控制中心、上海市公共卫生临床中心、中山大学

续表3

病原体名称	牵头单位	参研单位
布鲁氏杆菌	辽宁省疾病预防控制中心	中国疾病预防控制中心传染病所、甘肃省疾病预防控制中心
致病性弧菌	浙江大学	中国疾病预防控制中心传染病所、中国人民解放军疾病预防控制中心、辽宁省疾病预防控制中心、上海市公共卫生临床中心、云南省疾病预防控制中心
鼻病毒	上海市公共卫生临床中心	中国疾病预防控制中心病毒病所、中国医学科学院病原微生物研究所、辽宁省疾病预防控制中心、中山大学
金黄色葡萄球菌	云南省疾病预防控制中心	中国疾病预防控制中心传染病所、武汉大学、中山大学
博卡病毒	中山大学	中国疾病预防控制中心病毒病所、中国人民解放军军事医学科学院微生物流行研究所、医科院病原所、辽宁省疾病预防控制中心、上海市公共卫生临床中心、云南省疾病预防控制中心
隐孢子虫	中国疾病预防控制中心寄生虫病预防控制所	中国疾病预防控制中心传染病所、中国人民解放军疾病预防控制中心、辽宁省疾病预防控制中心、浙江大学、上海市公共卫生临床中心、云南省疾病预防控制中心、甘肃省疾病预防控制中心

该研究实施4年后，根据在研究中发现的问题，又进一步完善了各症候群监测研究方案，优化了采样策略，提高了监测的代表性和科学性。2013年，对发热呼吸道、腹泻和发热伴出疹症候群方案中的采样对象、采样频次、采样时间、样本类型等进行了进一步规范调整，于2014年1月1日开始实施调整后的新方案。

自2009年以来持续、稳定地开展五大症候群病原学的监测研究，项目完整收集了标本来源病例的人口学信息、临床症状、样本和检测结果等。对各个症候群的所有个案调查、标本背景资料及实验室检测结果全部通过纸质材料与电子文档进行完整记录，并将相关信息录入项目信息系统。

项目组先后制订和发布了2010年版、2012年版"传染病症候群病原体变异研究方案"，并在广泛征求传染病病原学、流行病学等相关领域专家和各参研单位的意见后，最终形成了"重点传染病病原深入研究实施方案"。

根据"标本库和菌（毒、虫）株库建设和管理方案"，各单位已建立起较具规模的标本库与菌（毒、虫）株库实体，并将相关信息录入信息管理系统。

为实现研究相关资料和数据与信息的整合、共享与利用，满足项目信息电子化、网络化管理的需要，根据研究任务的要求，研究组研发了"传染病监测技术平台信息管理系统"，包括五大症候群监测研究、病原体变异研究、样本与菌（毒、虫）株库管理、

环境标本禽流感病毒监测、症状监测与预警等子系统，并不断改进升级，目前已升级至2.0版。（图4）

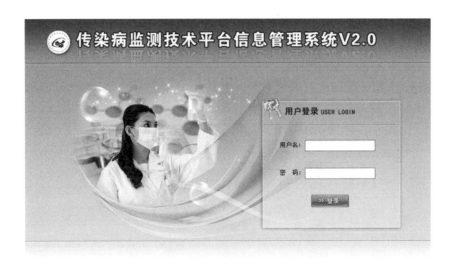

图4　传染病监测技术平台信息管理系统

　　针对监测研究质量控制的需要，建立了完整的质控方案，对网络实验室监测研究的整个过程进行有效的质量管理，建立了监测数据质量评价指标，制订了五大症候群双份血清采样和检测计划，以及实验室检测试剂现况调查，并对大部分参研单位开展了现场督导调研工作，保障了研究的管理与实施能有效开展。

　　通过在国家"十一五"至"十二五"期间的持续监测和深入研究，研究组构建了跨区域、跨系统的以传染病五类症候群为切入点的多病原传染病监测网络，形成了可以共享的症候群监测研究技术、资源、人才、信息平台，建立了研究与应用紧密结合的传染病五大症候群监测国家协同创新体系。初步揭示了我国传染病五大症候群的病原谱和流行变化规律；参与发现或确定了新发、突发传染病病原，如甲型H1N1流感病毒、H7N9禽流感病毒、新疆输入性脊髓灰质炎病毒、甘肃鼠疫病原等；在重点病原体的变异变迁规律研究上取得一系列成果，如腺病毒55型、麻疹D8基因型、成人腹泻病原体的变异变迁等。网络所覆盖的实验室和哨点医院的监测、检测分析等研究能力都有了显著的提升。

序

　　传染病仍然是危害人类健康的重要疾病。不仅一些古老传染病病原体不断发生变异变迁，新的病原体也层出不穷，这给传染病的发现、诊断和防治工作带来了新的挑战。国家"艾滋病和病毒性肝炎等重大传染病防治"科技重大专项在国家"十一五"之初，在传染病监测技术平台中设立了"传染病五大症候群病原谱流行规律研究项目"，旨在通过对发热呼吸道症候群、腹泻症候群、发热伴出疹症候群、发热伴出血症症候群、脑炎脑膜炎症候群等传染病五大症候群病原谱监测及其病原体变异变迁的研究，了解我国传染病五大症候群病原谱流行特征及变异变迁规律，同时，使我国传染病监测网络保持并不断提高对新发突发传染病的发现、诊断能力。

　　传染病五大症候群病原谱流行规律研究在全国构建了跨区域、跨系统的传染病监测、检测网络。网络覆盖了全国12家传染病核心实验室、79家区域网络实验室和290家哨点医院。研究涵盖了传染病五大症候群共90余种重要病原体，覆盖面广，研究内容丰富，参与的实验室和医院多，研究时间跨度长，需要有统一的监测和检测技术方案和操作规程，以控制监测、检测工作质量，确保研究结果的可比性和可靠性。在国家"艾滋病和病毒性肝炎等重大传染病防治"项目技术总师侯云德院士指导下，传染病五大症候群病原谱流行规律研究项目总负责人杨维中教授组织近百名传染病监测、防治和实验室检测专家和研究人员，编写了发热呼吸道症候群、腹泻症候群、发热伴出疹症候群、发热伴出血症症候群、脑炎脑膜炎症候群等传染病五大症候群监测及其病原体检测研究技术方案，以及病原体变异变迁研究技术方案，供各项目单位在项目实施中遵照执行。

　　研究历经国家"十一五"和"十二五"期间，截至2015年11月，共完成各类症候群385 490例病例信息及其464 010份标本的采集和检测的研究，初步建成了可以共享的症候群监测研究的技术、资源、人才和信息平台，建成了研究与应用紧密结合的传染病五大症候群监测国家协同创新体系。研究期间，项目组根据研究实践和学科的最新进展，对监测、检测研究技术方案进行了两次修订与更新，使之日臻完善。

　　为了尽早发挥国家重大传染病科技专项的科技示范效应，项目组在"十二五"即将结束之际，对发热呼吸道症候群、腹泻症候群、发热伴出疹症候群、发热伴出血症候群、脑炎脑膜炎症候群等传染病五大症候群监测及其病原体检测研究技术方案，以及病原体变异变迁研究技术方案做了进一步的修改、完善与更新，编纂成"传染病症候群监测与检测技术丛书"出版发行，以期供更多的临床医生、疾病预防控制工作者、研究人员以及相关院校师生等参考和借鉴。

本丛书按照发热呼吸道症候群、腹泻症候群、发热伴出疹症候群、发热伴出血症候群、脑炎脑膜炎症候群五大症候群监测及其病原体检测和病原体变异变迁研究6方面内容分为6个分册。丛书基本内容包括：传染病症候群罹患特征，监测基本概念和设计，标本采集、运输、储存及其病原体（细菌、病毒、寄生虫）病原学特征、检测策略和技术方法。本丛书有较好的系统性、实用性和操作指导性。

本书在编写、审稿过程中，得到了国家"艾滋病和病毒性肝炎等重大传染病防治"科技专项办公室及其总体专家组的支持和指导，得到了中山大学在出版方面的支持和帮助，在此致以衷心的感谢。

限于我们的水平，本书难免存在疏漏和不妥之处，敬请读者批评指正。

国家"艾滋病和病毒性肝炎等重大传染病防治"科技重大专项技术总师

侯云德

传染病五大症候群病原谱流行规律研究项目总负责人

杨维中

2015年12月 北京

前 言

发热伴出血症候群是传染病重大专项"传染病监测技术平台"设立的五大症候群之一。项目制订了该症候群的标本采集、运输、保存和检测标准化操作程序,规范了该症候群监测信息的传输、汇集、分析、共享和利用的数据管理信息系统,统一建立了系统的实验室检测和监测质量管理体系,最终目的在于通过对发热伴出血症候群的监测,阐明相关病原的流行优势型别、病原基因变异和重要位点的变异及意义,及时发现传染病新的流行态势。在项目实施的过程中,项目组对监测方案和检测操作技术规范进行了不断修改、完善,形成了标准技术方案。

本书是在"传染病监测技术平台"项目的前期实践基础上,对发热伴出血症候群的监测方案进行的整理和总结,希望可为临床医生、临床检验人员,以及各级疾病预防控制中心(CDC)等相关专业人员提供参考,指导相关传染病病原体的检测和诊断。

发热伴出血症候群的病原体共涉及12种,包括6种细菌(钩端螺旋体、猪链球菌、鼠疫菌、无形体、埃立克体、立克次体)、5种病毒(汉坦病毒、登革病毒、克里米亚-刚果出血热病毒、埃博拉病毒、新布尼亚病毒)、1种寄生虫(巴贝西亚虫)。本书内容主要包括:一是对发热伴出血症候群的概述,主要介绍症候群发热伴出血症候群的基本特征、主要病原谱及其监测、检测策略等,发热伴出血症候群的监测要求,主要介绍监测目的、监测人群、病例定义、哨点与监测诊室选择、样本采集、保存、运输、处理与检测要求等,并逐一介绍病原体基本特征、病原学特征、临床表现、流行病学特征等。此部分可以作为临床医务工作者结合临床症状,确定检测何种病原体的重要依据。二是对发热伴出血症候群的检测技术按病原体不同而逐一介绍。该症候群涉及的病原体种类非常丰富,但不包括在我国不常见或者流行病学意义不大的病原体。

本书编者包括在历次传染病重大专项课题方案修改过程中参加技术方

案修订编写的人员,以及对方案提出宝贵建议的指导专家。本书的出版得到了重大专项办公室所有工作人员的大力协助,包括创意提出、组织论证、方案编制等都是在工作人员的鼎力帮助下才能得以完成,在此一并表示感谢。

2016 年 6 月

目 录

第一部分　发热伴出血症候群病原学监测

第一章　传染病监测与检测研究概述 ……………………………………………… 003

第二章　发热伴出血症候群概述 …………………………………………………… 005
　第一节　发热伴出血症候群细菌性病原微生物 …………………………………… 005
　第二节　发热伴出血症候群病毒性病原微生物 …………………………………… 007
　第三节　发热伴出血症候群寄生虫性病原微生物 ………………………………… 015

第三章　发热伴出血症候群病原学监测 …………………………………………… 016
　第一节　监测设计 …………………………………………………………………… 016
　第二节　标本的采集、运送和保存 ………………………………………………… 019
　第三节　质量控制与信息管理 ……………………………………………………… 023

第二部分　发热伴出血症候群主要病毒病原体检测技术

第一章　病毒学检测总体策略 ……………………………………………………… 031

第二章　汉坦病毒 …………………………………………………………………… 036
　第一节　基本特征 …………………………………………………………………… 036
　第二节　检测技术 …………………………………………………………………… 039

第三章　克里米亚-刚果出血热病毒 ………………………………………………… 053
　第一节　基本特征 …………………………………………………………………… 053
　第二节　检测技术 …………………………………………………………………… 055

第四章　登革病毒 …………………………………………………………………… 067
　第一节　基本特征 …………………………………………………………………… 067
　第二节　检测技术 …………………………………………………………………… 069

第五章　新布尼亚病毒 ·· 082
　　第一节　基本特征 ·· 082
　　第二节　检测技术 ·· 086

第六章　埃博拉病毒 ·· 089
　　第一节　基本特征 ·· 089
　　第二节　检测技术 ·· 093

第三部分　发热伴出血症候群主要细菌病原体和寄生虫病原体检测技术

第一章　细菌学和寄生虫检测总体策略 ·· 103

第二章　鼠疫菌 ··· 107
　　第一节　基本特征 ·· 107
　　第二节　检测技术 ·· 109

第三章　猪链球菌 ·· 118
　　第一节　基本特征 ·· 118
　　第二节　检测技术 ·· 122

第四章　钩端螺旋体 ··· 124
　　第一节　基本特征 ·· 124
　　第二节　检测技术 ·· 126

第五章　立克次体 ·· 133
　　第一节　基本特征 ·· 133
　　第二节　检测技术 ·· 134

第六章　人嗜吞噬细胞无形体 ··· 144
　　第一节　基本特征 ·· 144
　　第二节　检测技术 ·· 148

第七章　查菲埃立克体 ·· 152
　　第一节　基本特征 ·· 152
　　第二节　检测技术 ·· 153

第八章　巴贝西亚虫 ··· 156
第一节　基本特征 ··· 156
第二节　检测技术 ··· 163

附录 ··· 166
附表1　患者采样记录 ··· 166
附表2　标本交接记录 ··· 167
附表3　菌（毒、虫）株交接记录 ··· 168
附表4　不合格标本记录 ··· 169
附表5　标本背景资料记录 ·· 170
附表6　菌（毒、虫）株背景资料记录 ··································· 171
附表7　标本保存记录 ··· 172
附表8　菌（毒、虫）株保存记录 ··· 173
附表9　标本提取记录 ··· 174
附表10　菌（毒、虫）株提取记录 ······································· 175
附表11　发热伴出血症候群细菌学和寄生虫实验检测结果汇总 ··· 176
附表12　发热伴出血症候群病毒学实验检测结果汇总 ············· 177
附表13　冰箱温度记录 ··· 178
附表14　标本销毁记录 ··· 179
附表15　菌（毒、虫）株销毁记录 ······································· 180
附表16　差错日志 ·· 181
附表17　质量控制与信息管理工作用表 ································· 182
附表18　标本提取申请单 ·· 183
附表19　菌（毒、虫）株提取申请单 ···································· 184
附表20　菌（毒、虫）株上/外送申请单 ······························· 185

第一部分

发热伴出血症候群病原学监测

第一章 传染病监测与检测研究概述

在国家"十一五"和"十二五"期间,我国实施了传染病监测与检测技术的研究,主要包括发热呼吸道、腹泻、发热伴出疹、发热伴出血和脑炎脑膜炎五大症候群病原谱及其病原体变异变迁规律的研究。

通过全国12家核心实验室、79家区域监测实验室和290家监测哨点医疗机构,建立了覆盖我国不同区域、不同层级的国家传染病症候群监测研究与检测实验室网络。制订了五大症候群监测研究方案与病原体检测技术操作规范。建立了病例和标本信息库、标本生物资源库、菌(毒、虫)株库,以及可以实时收集、传送、共享和分析的信息管理系统"传染病监测技术平台信息管理系统V 2.0"。通过对长期、系统、大样本监测数据的综合分析,掌握主要症候群病原谱的构成及其变化规律,探索重要病原体的变异变迁规律,不断提高及时发现和识别新发、突发传染病病原体和预测预警的能力。

监测研究病原共90余种(涵盖了近30种法定报告传染病、60多种非法定报告传染病以及不明原因/新发疾病)。见表1-1-1。

表1-1-1 各症候群开展监测的病原体种类

症候群	检测病原体		
	病毒	细菌	其他
发热呼吸道	必检病原:流感病毒、呼吸道合胞病毒、腺病毒、副流感病毒、偏肺病毒、冠状病毒、博卡病毒、鼻病毒 扩展检测病原:中东呼吸综合征新型冠状病毒	必检病原:金黄色葡萄球菌、肺炎克雷伯菌、A组乙型链球菌、铜绿假单胞菌、流感嗜血杆菌、肺炎链球菌、军团菌 扩展检测病原:结核分枝杆菌、卡他莫拉汉菌、鲍曼不动杆菌	必检病原:肺炎支原体、肺炎衣原体
腹泻	必检病原:轮状病毒、肠道腺病毒、诺如病毒、札如病毒、星状病毒	必检病原:致泻大肠杆菌、非伤寒沙门菌、志贺菌、弯曲菌、小肠结肠炎耶尔森菌、假结核耶尔森菌、霍乱弧菌、副溶血弧菌、嗜水气邻单胞菌、类志贺邻单胞菌、副溶血弧菌、拟态弧菌、河弧菌	必检病原:阿米巴、蓝氏贾第鞭毛虫、隐孢子虫

续表 1-1-1

症候群	检测病原体		
	病 毒	细 菌	其 他
发热伴出疹	必检病原：肠道病毒、麻疹病毒、风疹病毒、水痘-带状疱疹病毒、登革病毒、人类小 DNA 病毒 B19、EB 病毒、单纯疱疹病毒 6 型	必检病原：伤寒沙门菌、副伤寒沙门菌、链球菌	必检病原：伯氏疏螺旋体、立克次体
发热伴出血	必检病原：汉坦病毒、登革病毒、新疆出血热病毒、新布尼亚病毒 扩展检测病原：埃博拉出血热病毒	必检病原：鼠疫菌、猪链球菌	必检病原：钩端螺旋体、立克次体、无形体、埃立克体
脑炎脑膜炎	必检病原：流行性乙型脑炎病毒、腮腺炎病毒、肠道病毒、单纯疱疹病毒、脊髓灰质炎病毒 扩展检测病原：麻疹病毒、呼吸道合胞病毒、西尼罗病毒、蜱传脑炎病毒	必检病原：脑膜炎奈瑟菌、b 型流感嗜血杆菌、金黄色葡萄球菌、肺炎链球菌、猪链球菌、大肠杆菌、B 族链球菌 扩展检测病原：单增李斯特菌	必检病原：恶性疟原虫、弓形虫、带绦虫、新型隐球菌 扩展检测病原：肺吸虫、并殖吸虫、旋毛虫、广州管圆线虫、裂头蚴

对传染病五大症候群病原谱监测检测的深入持续研究，可提升对重点病原体变异变迁的监测研究、快速发现以及溯源等总体能力，提升国家疾病预防控制与应急的能力。

（杨维中　李中杰　赖圣杰）

第二章 发热伴出血症候群概述

发热伴出血指机体病理性体温升高并伴有出血的症状,一般是由重症感染、血液病(如过敏性紫癜、白血病等)或恶性肿瘤等引起的全身性疾病,实验室检查可见白细胞总数升高,分类中淋巴细胞增多,出现异常淋巴细胞、血小板数下降,以及尿检有蛋白、红细胞、白细胞、管型等。在感染性疾病中,许多病原体可引起血管损伤而产生出血的临床表现,甚而导致败血症的发生,如大肠杆菌、假单胞菌、变形杆菌、不动杆菌、沙门氏菌、志贺氏菌、脑膜炎双球菌、立克次体、部分厌氧菌等数量众多的细菌,以及数十种病毒、部分真菌(如白色念珠菌等)和寄生虫等。

其中一些可引起急性特征性重症感染的病原体具有重大公共卫生意义,本书选择监测的病原体种类主要包括鼠疫菌、猪链球菌、钩端螺旋体和立克次体、无形体、埃立克体等,汉坦病毒、登革病毒、克里米亚-刚果出血热病毒和新布尼亚病毒(SFTSV)等,以及寄生虫如巴贝西亚虫。

考虑到发热伴出血症候群病原体感染的早期临床症状多不典型,往往表现为发热、头痛、无力等流感样症状,直至病程后期才出现出血症状,因此,在监测病例的定义中增加了"血小板低于正常水平且持续减少"这一较"出血症状"更为灵敏的实验室指标。此外,一些慢性疾病或者慢性感染性疾病,例如肝炎、过敏性紫癜、白血病、败血症等引起的出血,也可能出现相似的临床症状,因此在《发热伴血小板减少综合征防治指南》(2010版)中也予以排除,在此基础上,建立了发热伴出血症候群的病例纳入标准为"急性起病,发热(体温≥37.5 ℃),病程小于3周,并有以下2个或以上的临床表现:皮肤出血点或紫癜、黏膜出血点、鼻衄、咯血、呕血、血便、贫血、血小板低于正常水平且持续减少以及其他出血表现,并除去其他有明确病因(如过敏性紫癜、白血病、败血症等)"者。

第一节 发热伴出血症候群细菌性病原微生物

一、基本特征

导致发热伴出血症候群的细菌性病原体由于各病原亲缘关系较远,且致病机理各不相同,故基本病变与临床表现差异较大:鼠疫基本病变为血管和淋巴管的急性出血和坏死,临床主要表现为高热、淋巴结肿痛、出血倾向和肺部特殊炎症等;猪链球菌感染以脑膜炎、心内膜炎、败血症以及中毒性休克等严重病症为主；钩端螺旋体则以毛细管出血和细胞变性、坏死为主，典型临床表现是"三症状"（寒热、酸痛、全身乏力）和"三体征"（眼红、腿痛、淋巴结肿大）；而立克次体主要导致全身小血管炎及血管周围炎，埃立克体属细菌又以引起发热、寒战、肌痛、皮疹、咳嗽、淋巴结肿大、白细胞及血小板减少、肝肾功能障碍和意识障碍为特征。

二、主要细菌性病原体

在发热伴出血症候群中，我国监测的细菌性病原微生物主要是鼠疫菌、猪链球菌、钩端螺旋体和立克次体、嗜吞噬细胞无形体和查菲埃立克体。

其中猪链球菌属于球菌科、链球菌属，根据荚膜多糖抗原的差异可划分为35血清型及相当数量无法定型的菌株。其类型的分布具有明显的地理差异。目前，2型猪链球菌的致病力最强，为优势血清型，也是我国人感染猪链球菌的主要致病菌。

致病性钩端螺旋体属于螺旋目钩端螺旋体科。钩端螺旋体科由钩端螺旋体属和细丝体属2个属构成，前者又由问号钩端螺旋体和双曲钩端螺旋体2个种构成。其中，问号钩端螺旋体有24个血清群和259个血清型，国内有18个血清群74个血清型；双曲钩端螺旋体有39个血清群和66个血清型，国内有14个血清群20个血清型。钩端螺旋体的致病性主要与血清型相关。根据DNA的亲缘关系，钩端螺旋体的命名已经做了重要修改。我国是世界上发现钩体血清型最多的国家，以黄疸出血型、波摩那型、犬型、流感伤寒型、爪哇型、秋季型、澳洲型和七日热型为主；在美国常见的血清型是黄疸出血型、犬型、秋季型、七日热型、澳洲型和波摩那型；在英国、新西兰和澳大利亚，钩端螺旋体的血清型是哈尔乔型。

立克次体是一类在细胞内寄生、革兰氏染色阴性的多形性原核单细胞微生物，在分类上属变形菌门、α变形菌纲、立克次体目、立克次体科。立克次体科包括立克次体属和东方体属，立克次体属又分成3个生物型，即斑疹伤寒群、斑点热群和遗传群。其引起的病理变化主要是全身小血管炎及血管周围炎，临床表现以躯干及四肢的斑丘疹为特征，其中斑点热群中的康氏立克次体可引起结膜充血。

立克次体目包括立克次体科、无形体科和全孢菌科。无形体科中的数种病原菌可引起特征性临床表现，如发热、寒战、肌痛、皮疹、咳嗽、淋巴结肿大、白细胞及血小板减少和肝、肾功能损害及意识障碍等，称为埃立克体病，为发热伴出血症候群的重要组成部分。其病原微生物包括查菲埃立克体、嗜吞噬细胞无形体（引起人粒细胞无形体病）、犬埃立克体、尤因埃立克体、鼠埃立克体、反刍动物埃立克体、扁平无形体、立氏新立克次体和腺热新立克次体。

三、监测及检测策略

对疑似病例，可采集全血做细菌培养（怀疑立克次体感染时需进行细胞培养分离病原菌）并进行核酸检测；急性期、恢复期血清进行可疑细菌的抗原抗体检测；怀疑钩端螺旋体感染可采集尿液进行钩端螺旋体分离、核酸检测及抗原检测；怀疑猪链球菌感染可采集脑脊液进行猪链球菌病原分离、鉴定与核酸检测；怀疑鼠疫可采集分泌物和淋巴液进行鼠疫菌分离培养、鉴定和核酸检测。

（刘敏　田疆　韩悦　毛玲玲）

第二节　发热伴出血症候群病毒性病原微生物

一、基本特征

病毒性出血热包括一组以发热出血为特征的疾病综合征，病情从发热、出血和毛细管脆性增加直至严重休克迅速死亡，轻重不等。病理改变以病毒在淋巴样细胞内复制，继以发热、肌痛，随后引起出血和低血容量休克为特征。因此，尽管麻疹、风疹、天花、水痘、腮腺炎、肝炎等疾病的重症病例均可有出血症状，但并不属于病毒性出血热症候群。病毒性出血热病原体包括节肢动物媒介病毒和啮齿动物相关病毒，其中后者无须节肢动物作为媒介，可通过气溶胶散布或接触已感染的啮齿类动物的排泄物或分泌物而直接传播，感染人体后大部分以毛细血管渗漏性改变为主，部分以脏器受累为主，如黄热病的肝细胞损伤、汉坦病毒的肾损伤等。

二、主要病毒性病原体

目前，已知至少有18种病毒可引起人类出血热，基本属于黄病毒科、布尼亚病毒科、沙粒病毒科和丝状病毒科，均为RNA病毒，人群普遍易感，其传染相关要素见表1-2-1。

三、监测及检测策略

病毒性出血热多为自然疫源性疾病，我国已发现的病毒性出血热如HFRS和登革热有相应的监测系统。对我国尚未发现的病毒性出血热须保持高度警惕，对有流行病学史的人员，如从疫区归国、入境的中外人员在出现相应临床症状时应考虑发生病毒性出血热的可能。应采用核酸检测和特异性IgM抗体检测进行筛查和诊断，需要有病毒核苷酸系列的证据，如有条件需进行病毒分离加以确认。血液标本是最重要的检测对象，其中全血可做病毒核酸检测和病毒分离培养（采用Vero、BHK21或C6/36等相关病毒敏感细胞或乳鼠接种等进行分离培养），急性期及恢复期血清进行可疑病毒的抗原抗体检测（可采用ELISA、IFA等方法进行）。

表 1-2-1 主要病毒性出血热病原及其传染相关要素

病	原体	基因组成	宿 主	传播途径	流行特征	潜伏期	临床特点	病死率
丝状病毒科	丝状病毒属	马尔堡病毒	不分节段的单股负链RNA病毒	不明，可能是非洲灵长类动物，蝙蝠（埃及果蝠等）	直接接触传播为主，可通过注射传播，有性传播的可能性，有通过气溶胶感染动物的报导	自然流行仅局限于非洲一些国家，发病无明显季节性，迄今为止共发生3次大流行	一般为3~9天，最长可超过2周	临床表现为多系统损害，以发热、出血症状为主，病情进展迅速，重者发病第6~9天死亡。主要死因为循环、肝、肾功能衰竭和出血性休克	23%~91%
		埃博拉病毒，可分为扎伊尔型、苏丹型、塔伊森林型、莱斯顿型和本迪布焦型5个亚型，其中莱斯顿型对人不致病		目前认为狐蝙科的果蝠，尤其是锤头果蝠、富氏前肩头果蝠和小领果蝠为自然宿主，但其在自然界的循环方式尚不清楚	病毒从野生动物传播到人，然后发生人与人之间传播。人之间以直接接触传播为主，其中医源性传播占很高比例，存在性传播。动物实验表明埃博拉病毒可通过气溶胶传播	全年流行，无明显季节性，呈地方性流行，主要分布于中非热带雨林和东南非热带大草原	2~21天，常见潜伏期8~10天	发病急，病程短，以发热和出血为主，多在发病后2周内死于多脏器功能严重衰竭，出血和休克等	50%~90%

续表 1-2-1

	病原体	基因组成	宿主	传播途径	流行特征	潜伏期	临床特点	病死率
布尼亚病毒科	旧世界汉坦病毒中的汉坦病毒属：汉坦病毒、汉城病毒、普马拉病毒、多布拉伐病毒、阿穆尔病毒和图拉病毒有足	有囊膜，分节段单股负链RNA病毒，基因组由大、中、小三个节段组成	具有多宿主性，包括哺乳纲、鸟纲、爬行纲和两栖纲在内的近200种/亚种动物，尤以啮齿类中的姬鼠属、家鼠属、田鼠亚科的鼠平属和白足鼠最为重要	以带菌动物源性传播为主，包括气溶胶、伤口和消化道途径；另外尚可经螨媒传播和垂直传播	姬鼠型以秋冬季为主，可有夏季小高峰；家鼠型多春季高发；混合型冬春季均可出现流行高峰。姬鼠型较严格的地区性，家鼠型无地区差异	7～14天	典型病例具有发热、出血和肾脏损害三大主症，并依次出现发热期、低血压休克期、少尿期、多尿期和恢复期5期临床经过	我国报告病死率从0.76%～11.46%不等
	内罗病毒属：克里米亚-刚果出血热病毒		璃眼蜱为主要储存宿主	蜱的叮咬；接触带毒动物血液或急性期患者血液	疫源地分布与璃眼蜱的地理分布完全吻合，具有疫源性，散发性和季节性特点，我国3～6月为流行季节	2～10天	国内以往称为新疆出血热，21.5%感染者出现症状，隐性感染为主，临床症状以发热、头痛、出血、低血压休克为特征	发病者10%～50%死亡

续表1-2-1

病原体		基因组成	宿主	传播途径	流行特征	潜伏期	临床特点	病死率
布尼亚病毒科	白蛉病毒属 SFTS病毒	有囊膜，分节段单股负链RNA病毒，基因组由大、中、小3个节段组成	不明，从牛、羊、犬中检出新布尼亚病毒抗体	蜱叮咬为主，直接接触患者血液或血性分泌物亦可导致感染	全年散发，高峰为5—10月份。多集中在蜱活动较为活跃的月份	不明，推测为1～2周	起病急，高热，部分病例有头痛、肌肉酸痛、腹泻，少数病例病情危重，出现意识障碍，可因休克、呼吸衰竭、弥漫性血管内凝血（DIC）、多脏器功能衰竭死亡	报道从4.97%～12%不等
	裂谷热病毒		带毒动物，如牛、羊、骆驼等	直接接触为主，另外还可经蚊虫叮咬、经口和垂直传播等	流行高峰在夏秋季，并与当地气候明显相关，在非洲多为雨季暴发	2～6天	一般出现较轻的类似登革热症状，约1%表现为出血热，可有脑炎、肝坏死和视网膜损伤	表现为出血热者50%死亡

续表 1-2-1

	病原体	基因组成	宿主	传播途径	流行特征	潜伏期	临床特点	病死率
沙粒病毒科	沙粒病毒属 鸠宁病毒	分节段单股负链RNA病毒	仓鼠科的鼠类	经气溶胶、破损皮肤、污染食物等感染	具明显季节性，夏末开始爆发流行，秋季达到高峰，冬初消失，且患者多为男性，农村多于城市	7~16天	阿根廷出血热，存在显性感染和隐性感染两种状态。临床表现为多系统损害，以发热、出血症状为主，多累及肾脏、心血管系统和血液系统及神经系统。死因常为失血、低血压休克	30%
	马秋波病毒		带毒的啮齿类动物，其中胼胝鼠鼷为主要储存宿主	经气溶胶、破损皮肤、污染食物等感染	具明显季节性，发病率以每年4-7月最高，感染者以成年男性为主，多为与鼠类及其污染物接触频繁的农民	7~14天	玻利维亚出血热，又称黑斑疹伤寒，逐渐起病，高热，持续至少5天，30%患者出血，表现为躯干上半部出现瘀斑，口腔黏膜、牙龈、鼻出血，子宫出血者，亦有胃肠，25%有明显神经损伤	5%~30%

续表 1-2-1

	病原体	基因组成	宿主	传播途径	流行特征	潜伏期	临床特点	病死率
沙粒病毒科	瓜那瑞托病毒	分节段单股负链RNA病毒	棉鼠和 Zygodontomys brevicauda 鼠	接触带毒鼠排泄物或气溶胶途径感染	目前仅局限于委内瑞拉局部地区,发病具明显季节性,半数以上发生在11月至次年3月	10～14 天	委内瑞拉出血热,临床表现以发热、头痛、肌肉痛为特征,部分患者鼻出血,牙龈出血,黑粪症和月经过多	34%
沙粒病毒属	沙比亚病毒		不详,可能为啮齿类动物	接触带毒动物排泄物或气溶胶途径感染	主要发生在南美洲,平均3年发生1次,其余不详	7～14 天	巴西出血热,持续高热约2周,恶心、头痛、肌痛,乏力、可伴皮肤瘀点、瘀斑,牙龈、眼结膜出血,重者嗜睡,颈项强直,胃肠出血	15%～30%
	拉沙病毒		多乳房鼠	存在鼠-人传播和人-人传播2种途径。其中人可通过直接接触或食用鼠类感染或通过接触患者的分泌物、血液等传染	多见于非洲,呈地方性流行,大草原和雨林地带多发,无季节性	5～21 天,平均10天	拉沙热,多器官受累,病情变化很大,从轻度无症状到迁延致死性疾病,临床表现多为发热、头痛、肌痛、少尿,直至低血压休克死亡	住院患者死亡率为15%～20%

续表 1-2-1

	病原体	基因组成	宿主	传播途径	流行特征	潜伏期	临床特点	病死率
黄病毒科 黄病毒属	黄热病毒	有囊膜的单股正链RNA病毒	城镇型的自然宿主为人类，丛林型的自然宿主为灵长类	城镇型的唯一传播媒介为埃及伊蚊，以人-蚊-人的形式传播；丛林型以猴-趋血蚊属、煞蚊属-猴的方式传播	具明显季节性。在南美洲的亚马逊河流域以1—3月高发；在非洲，以野生蚊种为传播媒介的雨季末、旱季初高发，否则雨季旱季均可流行	2~6天，偶见10~13天	可分轻、重及恶性型，以高热、黄疸、出血、蛋白尿和衰竭为特征，典型临床过程可分病毒血症期、缓解期、肝肾损伤期和恢复期四期，重要的并发症有休克、心脏损害、多脏器功能减退细菌性肺炎、胰腺炎等	2%~25%，其中重症患者为20%~50%
	登革病毒，具有DEN-1~DEN-4共4个血清型		人、灵长类动物及蚊虫	带毒伊蚊的叮咬	在东南亚和西太平洋部分岛国呈地方性流行	2~15天	高热、出疹、出血、全身肌肉和关节痛	5%

续表 1-2-1

	病原体	基因组成	宿主	传播途径	流行特征	潜伏期	临床特点	病死率
黄病毒科 黄病毒属	鄂木斯克出血热病毒	有囊膜的单股正链RNA病毒	带毒家畜（牛、羊等）和啮齿类动物（主要为麝鼠）	革螨、蚤及巨蚊的某些种可能参与传播。带毒蜱具有传染性，麝鼠可通过直接接触传染人类，家畜可通过奶制品传播	主要流行于西西伯利亚地区的鄂木斯克市和诺沃西比尔斯克州，每年4—6月，9—11月高发	3～8天	患者起病急，发热，头痛，背部及四肢痛，常见出血症，如结膜充血，软腭上出血点及紫斑，齿龈出血，鼻出血，血尿，呕血，便血等，重症者有胃肠道、子宫、鼻腔、肺等出血。患者呈双峰热，第二期常发生脑膜炎或脑膜脑炎	病死率低，为0.5%～3%
	科萨努尔森林病病毒		哺乳类动物，尤其是猴类中的长尾猴和帽猴	蜱叮咬，尤其是野鸽血蜱和巴布亚血蜱。尚未发现人传人	多发于印度，每年2—5月高发	3～8天	突然发热，伴头痛，随后背部、四肢异常疼痛，虚脱，而后常出现心动过缓和低血压。可出现周期性的鼻出血、呕血、黑粪、上腭斑丘疹、便血。出现眼部畏光，结膜充血，出血，有时咯血	2%～20%

（刘敏　田疆　韩悦　毛玲玲）

第三节　发热伴出血症候群寄生虫性病原微生物

一、基本特征

寄生虫巴贝西亚虫在虫体繁殖造成红细胞破坏之前先分泌引起宿主血管通透性升高和血管舒张的物质，致使血液外渗、循环淤血甚至休克，临床表现以间歇热、脾大、黄疸及溶血等为主要特征。病情轻重差别较大，重症患者多为脾切除者。

二、主要寄生虫性病原体

能导致人类发热伴出血症侯的寄生虫主要为巴贝西亚虫，在分类上属原生动物亚界、顶复体门、梨形虫纲、梨形虫目、巴贝西亚虫科、巴贝西亚虫属。巴贝西亚虫的种类很多，其中能在人体寄生致病的有 5 种，分别是田鼠巴贝西亚虫、分歧巴贝西亚虫、马巴贝西亚虫、犬巴贝西亚虫和未定种 *Babesia spp.* 。

三、监测及检测策略

巴贝西亚虫病主要是在家畜和野生动物之间流行，人偶尔可以感染。从宿主种类来看，巴贝西亚虫病属于动物源性人畜共患病，传染源是动物，人不是主要传染源。家畜如牛、马与人的关系密切，若此类家畜患病则容易传染给人。急性发热并伴有溶血性贫血患者可怀疑为巴贝西亚虫病。受感染者有被蜱叮咬史。人输血后如果出现发热性的溶血症，也可考虑检查巴贝西亚虫病。对疑似巴贝西亚虫感染的病例，可采集全血（抗凝）和血清（非抗凝）标本，全血标本用于核酸的提取、血涂片制作和动物接种。抗凝血通常采用瑞氏（Wright）染色法、姬氏（Giemsa）染色法及瑞－姬混合染色法，通过 100 倍光学显微镜观察，可初步判断是否为巴贝西亚虫病。血清学检测常用方法为间接免疫荧光（IFA）法，双份血清 IgG 抗体 4 倍升高强烈支持巴贝西亚虫感染。

参考文献

[1] 田克恭. 人与动物共患病 [M]. 北京：中国农业出版社，2012.

[2] LEE GOLDMAN, ANDREW I SCHAFER. 西氏内科学 [M]. 北京：北京大学医学出版社，2012.

[3] 中华人民共和国卫生部. 人粒细胞无形体病预防控制技术指南（试行），2010.

[4] 中华人民共和国国家卫生和计划生育委员会. 埃博拉出血热防控方案（试行），2014.

（刘敏　田疆　韩悦　毛玲玲）

第三章 发热伴出血症候群病原学监测

第一节 监测设计

一、监测目的

（1）了解监测地区的发热伴出血症候群的病原谱构成。

（2）对发热伴出血症候群病原学监测中所获得的病原体进行病原鉴定、分子分型分析。

二、监测网络的组成

监测网络至少包括监测中心实验室、病原学检测实验室和哨点医院（图1-3-1）。一个监测网络内应采用统一的监测方案与检测技术。

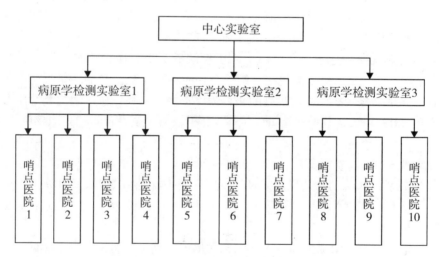

图1-3-1 症候群病原学监测网络示意

中心实验室是整个监测网络的设置和管理单位。一个监测网络应设置至少5家哨点医院作为发热伴出血症候群病原谱监测的哨点医院。哨点医院建议在二级以上医院设置。病原学检测实验室需要具有足够的设备、人员与技术完成病原学检测工作。病原学检测可设置在监测哨点医院本身的实验室，或多个监测哨点医院设置一个病原学检测实验室。为了质量控制的需要，病原学检测实验室的检测结果还需要定期送至中心实验室进行复核确认。

三、监测病例定义

病例定义为急性起病，发热（体温≥37.5℃），病程小于3周，并有以下2个或以上的临床表现：皮肤出血点或紫癜、黏膜出血点、鼻衄、咯血、呕血、血便、贫血、血小板低于正常水平且持续减少，或其他出血表现。

根据以上表现，并除去其他有明确病因（如过敏性紫癜、白血病、败血症等）引起的出血后，可建立发热伴出血症候群的诊断。

四、监测任务

1. 采集标本种类

血液、脑脊液、尿液、淋巴液、分泌物。病例标本采集和检测见图1-3-2。

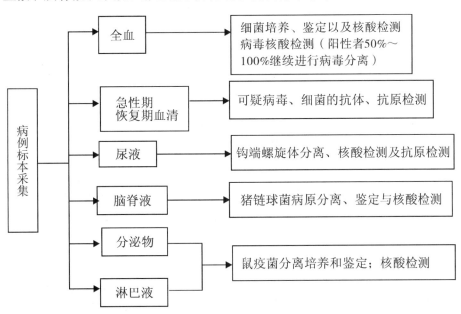

图1-3-2 采集标本种类和监测病原体种类

2. 监测病原体种类

（1）细菌：钩端螺旋体、猪链球菌、鼠疫菌、无形体、埃立克体、立克次体。

（2）病毒：汉坦病毒、登革病毒、克里米亚-刚果出血热病毒、新布尼亚病毒、埃博拉病毒。

（3）寄生虫：巴贝西亚虫。

五、监测流程

根据发热伴出血症候群的监测病例定义,哨点医院监测科室的医生或护士在门诊、急诊或病房发现符合监测病例定义的患者时,使用统一标准问卷,收集病例的基本人口统计学信息,以及临床症状、体征、血常规、临床生化检查、影像学检查、主要治疗和预后等信息(表1-3-1),并进行相关标本采集。哨点医院按月将本月所采集的全部标本信息填写于标本采集登记表,并汇总至各病原学检测实验室。

各病原学检测实验室按规定定期接收来自哨点医院的标本和信息,在规定时间内对标本进行病原学检测,并定期进行结果分析。中心实验室定期对病原学检测实验室的检测结果进行复核确认,并定期进行监测网络结果的分析和整合。中心实验室定期对病原学检测实验室进行盲样考核。

表1-3-1 发热伴出血症候群病例信息调查

```
患者编码*:_____   □门诊、急诊 □住院  监测科室*:_____  病历号:_____
            (_____)医院发热伴出血症候群病例信息调查表
                                        (带"*"的为必填项)
1. 基本信息
(1) 患者姓名*:_____(联系人姓名:_____)
(2) 性别*:□男  □女
(3) 出生日期*:_____年___月___日  □阳历 □阴历
(4) 患者工作(学习)单位:_____
(5) 联系电话:_____
(6) 家庭现住址(详填)*:_____省_____地区(市)_____县(区)_____乡(镇、街道)_____村(社区)_____
(7) 患者职业*:(只能选择一项)
□幼托儿童 □散居儿童 □学生(大/中/小学) □教师 □保育员及保姆 □餐饮食品业人员
□商业服务人员 □医务人员 □工人 □农民 □牧民 □渔(船)民 □干部职员
□离退人员 □家务及待业 □军人 □海员 □长途汽车驾驶员 □其他 □不详
(8) 发病前是否有以下接触史:
鼠:    □无 □有(_____) 蚊虫、蚤类叮咬:□无 □有(_____)
蜱叮咬: □无 □有(_____) 接触病畜或其排泄物:□无 □有(_____)
接触疫水:□无 □有(_____) 野外作业活动史:□无 □有(_____)
注:在以上各种接触史中,如选择"有",则在相应的括号内说明接触时间和方式
2. 临床信息
(1) 发病日期*:20_____年___月___日
(2) 就诊日期*:20_____年___月___日
(3) 发病后出现过的症状、体征*:
□发热*,最高____℃ □头痛 □腰痛 □眼眶痛 □关节痛 □全身痛 □恶心
□呕吐 □腹痛 □腹泻 □便秘 □脸红 □颈红 □胸红 □咳血 □咯血
```

续表1-3-1

☐结膜充血　☐眼睑浮肿　☐黄疸　☐淋巴结肿胀　☐肝脾肿大　☐少尿或无尿血尿
☐口腔、鼻腔等处黏膜出血点鼻衄
☐腋下/上臂/胸部或其他部位皮肤出血点（如有，出血点为：☐散在　☐条/线状　☐簇状
☐其他_____）
☐皮疹（如有，请描述类型、位置：_____）
☐瘀点、瘀斑（如有，请描述类型、位置：_____）
(4) 一般实验室检查：
白细胞计数：_____ $\times 10^9 L^{-1}$　　　血小板计数：_____ $\times 10^9 L^{-1}$
尿蛋白：　☐阳性　☐阴性　☐未做　　束臂试验：☐阳性　☐阴性　☐未做
出血时间：☐正常　☐延长　☐缩短　☐未做　凝血时间：☐正常　☐延长　☐缩短　☐未做
(5) 初步诊断*：_____
患者转归：☐治愈　☐好转　☐无好转但未死亡　☐死亡　☐不详
(6) 收集患者标本前1周内是否使用过抗生素治疗？*　☐是 ☐否 ☐不详；若是，请列出：

序号	药物名称	治疗天数	序号	药物名称	治疗天数
1			3		
2			4		

**3. 标本采集情况* **
(1) 全血：_____份（mL）　　　　采集日期：20___年___月___日
(2) 急性期血清：_____份（mL）　采集日期：20___年___月___日
(3) 恢复期血清：_____份（mL）　采集日期：20___年___月___日
(4) 脑脊液：_____份（mL）　　　采集日期：20___年___月___日
(5) 尿液：_____份（mL）　　　　采集日期：20___年___月___日
(6) 淋巴液：_____份（mL）　　　采集日期：20___年___月___日
(7) 分泌物：_____份（g）　　　　采集日期：20___年___月___日
(8) 其他：_____　　　　　　　　采集日期：20___年___月___日

填表人姓名：_____　　　　　填表日期：20___年___月___日

（刘玮　张小爱）

第二节　标本的采集、运送和保存

一、标本采集原则

（1）尽量在发病早期和抗生素使用前采集相关标本。

（2）填写患者信息个案登记表。

（3）按照规范采集和分装处理标本。

（4）标本采集后应尽快送至监测点实验室进行检测，如不能立即送检的，按照规范以适当方式保存。送检标本应注明姓名及编号、标本来源、检验目的和标本采集具体时间。

（5）注意生物安全防护，防止污染、传播和自身感染。

二、标本的采集类别

具体参见表1-3-2发热伴出血症候群病例标本采样种类指导，主要采集类别有：

（1）全血标本（抗凝及不抗凝）。全血标本必采，尽量采集急性期、恢复期双份血清。疑似巴贝西亚虫感染的标本同时需要提供急性期的血涂片。

（2）分泌物（皮肤、黏膜表面渗出物）。

（3）尿液标本（疑似钩端螺旋体感染者尽量采集，具体标准见钩端螺旋体检测SOP）。

（4）淋巴液（有淋巴结肿大症状者）。

（5）脑脊液（有神经症状者）。

表1-3-2 发热伴出血症候群病例标本采样种类指导

临床诊断	标本种类					
	抗凝血	非抗凝血	淋巴液	分泌物	尿液	脑脊液
疑似鼠疫菌感染	√	√	√	√		*
疑似钩端螺旋体感染	√	√			√	*
疑似猪链球菌感染	√	√				*
疑似无形体、埃立克体感染	√	√				
疑似立克次体感染	√	√				*
疑似新布尼亚病毒感染	√	√				*
疑似汉坦病毒感染	√	√				*
疑似登革病毒感染	√	√				*
疑似克里米亚-刚果出血热病毒感染	√	√				*
疑似埃博拉病毒感染	√	√				
疑似巴贝西亚虫感染		√	√			

注 * 表示根据临床症状决定病例标本采集种类。

三、标本的采集与处理、运送

所取标本按照卫生部《人间传染的病原微生物名录》的规定进行包装。运输按照卫生部《可感染人类的高致病性病原微生物菌（毒）种或样本运输管理规定》执行。

（一）血液标本的采集、运送标准操作规程

1. 血液标本的采集标准操作规程

（1）采血操作程序：按常规方法进行。

（2）采血量：成人每次采样抽血10 mL，儿童每次采血5 mL。

（3）血液分装、保存：所采血10 mL（儿童5 mL）中，5 mL（儿童3 mL）注入准备好的血培养瓶；剩余5 mL（儿童2 mL）注入无菌采血管（如BD公司Vacutainer真空采血管，无抗凝剂），待血液凝固后，离心后吸取血清，放置到-20 ℃冰箱中冷冻保存。

（4）分别贴上所规定的标签，包括患者编号。

2. 血液标本的保存、运送

采血后应该尽快送检。在运输过程中，所有标本运送管要竖直放在螺口管中或放在转运箱内的试管架上，周围放置吸水纸，吸收可能溅洒出的液体。在24 h内送至实验室检测的无菌采血管，可在4~8 ℃环境下运输，若运输时间超过24 h，疑似病毒感染的标本应在-20 ℃以下（尽量用干冰或液氮）运输。疑似细菌感染的标本保存在4~8 ℃。含血样的培养瓶如不能立即送检，室温保存不得超过2 h，放置于35~37 ℃孵箱中，切勿冷藏。在运往实验室的途中如果天气寒冷，应采取一定的保温措施。血清要分离后进行运输。

（二）淋巴液标本的采集、运送标准操作规程

1. 淋巴液标本的采集标准操作规程

选取肿大的淋巴结，用碘酒、酒精局部消毒，以左手拇指、食指固定，用灭菌注射器（12~16号针头）刺入淋巴结，抽取组织液适量，保存于灭菌试管内或直接接种于血琼脂平板。淋巴结肿大不明显者，可先向淋巴结内注射0.3~0.5 mL灭菌生理盐水，稍停后再行抽取。感染后期，可在肿大的淋巴结周围穿刺抽取组织液。

2. 淋巴液标本的运送

标本要尽快送至实验室进行检测。短途运输时，采用密封的转运箱4~8 ℃环境下运输。若运输时间在24 h以上时，用于细菌培养的标本应在4~8 ℃环境下运输。要在样品管及管架外再套上一层防水、可密封的塑料袋，放入预冷的转运箱，在有空隙的地方填塞入吸水纸或脱脂棉。

（三）脑脊液标本的采集、运送标准操作规程

1. 脑脊液CSF标本的采集标准操作规程

（1）患者侧卧于硬板床上，背部与床面垂直，头向前胸部屈曲，两手抱膝紧贴腹部，使躯干呈弓形。或由助手立于术者对面，用一手搂住患者头部，另一手搂住双下肢

窝处并用力抱紧，使脊柱尽量后突，以增加椎间隙宽度，便于进针。

（2）以髂后上棘连线与后正中线交会处为穿刺点，通常取第3至第4腰椎棘突间隙，也可在上一个或下一个椎间隙进行。

（3）常规消毒皮肤，戴无菌手套、铺消毒洞巾，以2%利多卡因自皮肤至椎间韧带作局部浸润麻醉。

（4）术者以左手拇指、食指共同固定穿刺点皮肤，右手持穿刺针以垂直背部方向缓慢刺入，当针头穿过韧带与硬脊膜时，可感到阻力突然消失（成人进针深度为4～6 cm，儿童为2～4 cm），此时将针芯缓慢拔出，即可见无色透明脑脊液流出。

（5）当见到脑脊液即将流出时，接上测压管测量压力，准确读数，亦可计数脑脊液滴数估计压力（正常为70～180 mmH$_2$O或每分钟40～50滴）。若压力不高，可令助手压迫一侧颈静脉约10 s，然后再压另一侧，最后同时按压双侧颈静脉，若脑脊液压力迅速升高1倍左右，解除压迫后10～20 s，又迅速降至原来水平，表示蛛网膜下腔通畅，若压迫静脉后压力不升高，表示蛛网膜下腔完全阻塞，若压迫后压力缓慢上升，放松后又缓慢下降，表示不完全阻塞。

（6）撤除测压管，收集脑脊液（成人3 mL，儿童1 mL）；送验常规、生化及细菌培养等。

（7）操作完毕后将针芯插入后一起拔出穿刺针，覆盖消毒纱布，胶布固定。

（8）手术后去枕仰卧4～6 h，可避免术后低颅压性头痛。

（9）采样分装：每份样品分装成250 μL每管。运输容器应保温、保湿、避光。

（10）运输-分离培养基（T-I），如果脑脊液不能立即在微生物学实验室分析，可采用T-I培养基进行暂时保存和运输。

2. 注意事项

（1）严格无菌操作，穿刺时避免引起微血管损伤。

（2）穿刺时如患者出现呼吸、脉搏、面色苍白等异常改变时，应立即停止操作。

（3）脑脊液标本采集和血标本采集的所有操作均应由具有专业资格的人员进行。

3. 脑脊液标本的运送

脑脊液标本采集后，尽可能在1 h内将标本送往微生物学实验室进行快速检测。不要把脑脊液标本暴露于阳光或过热过冷的环境。T-I是双相培养基，应用于脑脊液和血中细菌性脑炎病原菌的原始培养。它可以作为生长培养基，同时也可以作为保存和运输培养基。

（四）皮肤黏膜分泌物标本的采集、运送标准操作规程

1. 分泌物标本的采集标准操作规程

水疱、脓疱期，可将脓疱表面用酒精消毒，以灭菌注射器由疱的侧面刺入疱内，抽取内容物。溃疡、结痂期以灭菌镊子持灭菌棉球涂擦溃疡面和痂皮下的创面，将棉球保存于灭菌容器内。

2. 分泌物标本的运送

标本要尽快送至实验室进行检测。短途运输时，采用密封的转运箱4～8 ℃运输。若运输时间在24 h以上时，用于细菌培养的标本应在4～8 ℃运输。要在样品管及管架

外再套上一层防水、可密封的塑料袋，放入预冷的转运箱，在有空隙的地方填塞吸水纸或脱脂棉。

（五）尿液标本的采集、运送标准操作规程

1. 尿液标本的采集标准操作规程

在发现疑似钩端螺旋体感染时，取 30～50 mL 尿标本于无菌容器中，立即送检，于 1 h 内接种。

（1）普通中段尿液采集：不中止排尿，在排去数毫升尿液后用无菌宽口容器收集第二段尿，即为所需中段尿。采集量 10～15 mL。

（2）留置导尿管尿液样品采集：①采样时应松管弃去前端尿液，左手戴无菌手套固定导尿管后，按中、左、右、中的顺序；②严格消毒尿道口处的导尿管壁，用无菌注射器针头斜穿管壁抽吸尿液；③不可打开导尿管和引流管连接处收集样品。

（3）注意事项：①需用无菌容器采集尿液，且不可添加防腐剂；②留置导尿管尿液样品采集应严格遵循无菌操作，避免污染；③不可从集尿袋下端管口留取样品。

2. 尿液标本的运送

标本收集后应及时送检、及时接种，不能立即送检的，尿液用 1% 牛血清白蛋白按 1∶10 稀释，在 5～20 ℃ 可储存数日。在室温条件下，72 h 内运送到实验室。

四、标本的保存

所采标本抵达实验室后，按需要分装成所需份数，除检测用外，至少留 1 份置于 -80 ℃ 冰箱长期保存备查。标本应尽快检测，24 h 内能检测的标本可置于 4 ℃ 保存，4 h 内无法检测的标本则应置于 -70 ℃ 或以下保存。标本应避免反复冻融。

（刘玮　张小爱　刘丽娟）

第三节　质量控制与信息管理

一、质量控制的重要性和必要性

为了保证实验室检测和监测结果的科学性和可靠性，科学、客观、准确和真实地反映我国发热伴出血症候群主要病原体的病原谱的构成、三间分布特征，必须建立哨点医院的选择，标本的采集、运输、保存，相关试剂和实验室检测方法的验证等质量控制和保证管理体系。质量控制应贯穿于项目实施的全过程。

二、质量控制的内容

（一）质量控制小组

成立质量控制小组，从中心实验室专家组、监测网络管理组的成员中抽调组成。

质量控制小组负责组织或协调各哨点医院的标本采集人员，对病原学检测实验室检测人员进行技术培训及考核的质量控制，考核各哨点医院标本采集、保存和运输的质量及质量控制；负责对标本检测结果的质量控制，并进行抽查和评审，定期（每半年）或不定期进行能力验证和现场考核评估；各哨点医院对本医院内标本的采集和保存的质量负责。

（二）检测前过程的质量控制和质量保证

检测前过程是指从流行病学现场调查人员或标本采集人员开始，包括检测要求、采集初始标本和运输到实验室内，在分析检测程序开始之前的一系列过程。检测实验室工作流程中检测前部分的关键过程，包括从要求进行实验室检测（检测申请）时开始，直到标本被处理并递送至实验室检测场所的整个过程。

要保证实验数据具有代表性，主要是使采集的样本具有代表性，所采集的标本必须能反映患者的实际情况，分析结果才有效。所以，检测前过程的质量控制和质量保证主要的要求是指在具有代表性的时间、地点，并按规定的采样要求采集有效标本。要确保采集的标本在空间与时间上具有合理性和代表性，符合真实情况，采样过程中质量保证最根本的是保证标本真实性。

1. 采样时间

每个月按时采集相应比例数量的标本，并应保证至少完成当月任务量的80%。

2. 标本采集

现场采集标本的质量是保证实验结果真实、可靠的基础，采样质量作为质量保证的一部分，它与实验室分析和数据管理质量保证，共同确保结果的可信性。采样过程的质量保证是保证实验室检测结果准确的前提，基本要求包括以下几点。

（1）加强采样技术管理，严格执行标本采集规范和统一的采样方法。

（2）建立并贯彻执行有关标本采集管理的规章制度。

（3）对样本采集人员进行培训、考核，使采样人员切实掌握和熟练采样技术、标本保存、预处理和贮运等技术，确保样本质量。

（4）在标本采集时需要附加采集说明，包括：①在采集标本时需要确认患者身份，可以使用患者的姓氏或名字、其他信息，如出生日期或医疗病例号；②对标本正确地进行标本标记，如有必要，在标签上和/或申请单上标明患者信息以及采集日期和时间；③记录采集标本的工作人员身份；④正确处理采集标本过程中所使用的材料。

3. 标本运输

依照《人间传染的病原微生物名录》，含有未知病原的临床标本属于B类包装分类，运输时需要按照UN3373的规定进行运输包装、手续申报等。在运输至实验室之前，应为需要特殊储存条件或处理的标本提供说明。正确和安全地包装、运输或标本从采集地点运送到实验室等也应有说明。应该提供特殊的指南给那些使用物流传输系统在物理装置内运送生物标本的工作人员。

实验室需要核实标本在运送到实验室时是否满足以下条件：①根据不同检测的要求，标本处于合适的时间范围内，要求至少80%的标本在采集后及时送至实验室；②按照采集标本的说明，在指定的温度范围内；③遵照所有适用的安全要求的方式。

4. 标本的接收与处理

实验室工作人员在接收标本时，要进行标本的清点，查看相应的个案登记表格资料是否完备，确保标本与相应的个案登记表一一对应，确保标本是否满足检测要求，并做好相应的登记工作。同时，对不合格标本要说明原因。

主要包括以下几点。

（1）评价标本标记和书面记录的完整性和正确性。
（2）根据标本接收拒绝的标准来评估标本的状态。
（3）当标本不符合接收条件时，与标本来源地进行沟通。
（4）将标本信息录入信息系统（纸质版或电子版均可）。
（5）处理标本（如离心、分装、接种培养基等）。

5. 标本［样本和菌（毒、虫）株］管理

（1）标本储存。

实验室应在能保证标本稳定性的条件下储存检测后的标本，从而确保结果报告之后仍能够在必要时进行重复检测，或进行另外的检测。

实验室应规定能够进行重复检测的时间期限。

（2）标本索引。

标本的储存过程应便于获取。无论是短期和长期储存，以及现场内和现场外储存，实验室应该建立一个检索标本的程序。

对于原始标本的接收、借出和发送，实验室应该建立相应的过程和文件化的程序。

（三）检测中过程的质量控制和质量保证

在检测中过程，病原学检测实验室根据标准操作规程，对送检标本进行检测。

病原学检测实验室在接收临床标本后要及时检测，保证80%的标本要在接收标本后7个工作日给出核酸检测（PCR/RT-PCR）结果。在此期间，应注重质量控制过程，标本的前处理、实验过程、室内复核、登记及填发报告等。

检测过程质量保证的基本要求：人员的技术能力（培训）；仪器设备管理与定期维护；实验室应具备的基础条件，包括：①技术管理与质量管理制度；②技术资料；③实验室环境；④相关仪器；⑤试剂。

（四）检测后过程的质量控制和质量保证

检测后过程即检测之后的过程，包括对检测结果进行系统地审查，按照要求进行格式化，并进行解释、报告，以及实验室检测标本的储存等一系列过程。工作流程中检测后的关键过程包括结果报告、结果存档和标本材料的保存等相关的工作。

在监测网络中主要是数据处理质量保证，最关键的是检测数据的标准化、统一和共享，具体做法有：①按分析数据处理的基本要求进行，慎重异常值的取舍，遵循数据审核制度；②设计统一的信息管理系统，对信息进行集中保存和管理。

（五）具体质量控制要求

（1）每月至少采集80%以上的当月标本应采集数量。
（2）至少80%的临床标本在3个工作日内送达检测实验室。

（3）实验室接收标本后，至少80%在7个工作日内报告核酸检测（PCR/RT-PCR）结果。

（4）至少90%的实验室检测结果在3个工作日内录入信息系统。

（5）核酸（PCR/RT-PCR）检测准确率不低于90%。

（6）每季度至少进行一次内部质量审查。

（7）最近一次的能力验证结果不低于80%。

（8）年度病原核酸PCR/RT-PCR阳性检出率不低于30%。

（9）年度病原体分离率不低于10%。

（10）年度现场评估成绩不低于80%。

三、信息管理

（一）原始表格的管理

1. 哨点医院对原始表格的管理

哨点医院负责人员对原始表格实行档案化管理，建立一个档案袋，将调查收集到的原始表格分别存放于档案袋，并妥善保管。

各监测实验室负责标本转运的人员在核查患者采样记录表和症候群病例信息调查表等原始表格后，将表格连同采集的标本统一交由监测实验室。

2. 监测实验室对原始表格的管理

监测实验室的标本管理人员在收到标本后，核查患者采样记录表、标本编号和症候群病例信息调查表无误后，标本管理人员将表格复印后保留，将所有原始表格交给监测实验室负责数据管理的人员进行录入。

各监测实验室数据管理人员负责对数据及原始资料进行保管和录入。

对上送的原始表格及调查表实行档案化管理，将上送资料按照哨点医院、资料内容及月份的不同，分门别类进行保管。

（二）数据库的建立和管理

各参与实验室按照统一的信息（计算机）系统，进行所需信息的管理、评估，同时可确保信息在其各实验室单元间传递并可进行外部交流，特别是包括获取数据的安全性和数据传输的完整性。

1. 计算机准入和安全性

这个过程应该包括一个审计机制，能够识别查看或修改患者数据、控制文件或计算机程序的任何人。计算机程序应该有足够的保护性措施，防止偶然的或未授权的使用者更改或破坏，防止从其他非授权系统进入而获取数据和信息。

2. 数据的完整性

实验室应该有一个证实数据完整性的过程，在规定的时间内，通过比较报告中及影像显示器上的信息与原始录入的信息，以发现在数据传输、储存或处理过程中出现的错误。

3. 标本检测结果的录入

监测实验室将标本检测结果进行汇总后，负责将其录入到数据库的"标本检测结果"中，详见本书附录的附表11"发热伴出血症候群细菌学和寄生虫实验检测结果汇总"和附表12"发热伴出血症候群病毒学实验检测结果汇总"。要求完整填写附件"质量控制与信息管理工作用表"包含的全部表格。

（刘玮　张小爱　林磊）

第二部分 发热伴出血症候群主要病毒病原体检测技术

第一章 病毒学检测总体策略

一、血液标本检测的流程

发热伴出血症候群的病毒检测应完成所有血液标本的核酸检测，核酸检测阳性的标本按照50%～100%的比例进行病毒分离。血清学检测各单位视情况和标本种类、标本采集时间选择实施。双份血清应进行IgM和IgG抗体的检测。血液标本病毒学检测整体策略详见图2-2-1。

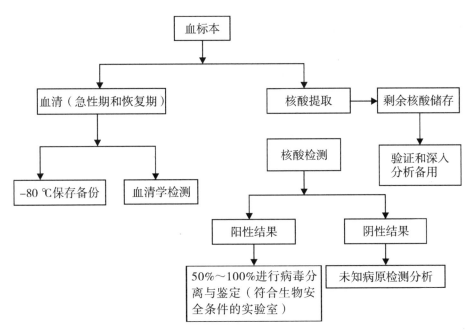

图2-2-1 血液标本检测流程

二、血液标本的病毒检测方法

1. 核酸检测

发热伴出血症候群的病毒核酸检测内容至少包括汉坦病毒、登革病毒、克里米亚-刚果出血热病毒、新布尼亚病毒和埃博拉病毒。

（1）核酸的提取。

取 200～400 μL 血清或全血标本（标本使用量最多不超过 1 mL）用于核酸的提取。核酸提取后适当分装，至少在 -80 ℃冰箱内保存 1 份备份核酸，便于后续研究和抽样检测。核酸提取的方法包括：商品化的核酸提取试剂盒和传统的方法如 Trizol 核酸提取方法等。各单位根据硬件条件和储备的技术力量选择核酸提取的方法，根据选择的方法配备相应的试剂和设备。本章以某公司各种核酸提取试剂盒包括 QIAmp® MiniElute® Virus Spin 的病毒 DNA/RNA 提取试剂盒/QIAamp Viral RNA Mini 试剂盒/RNeasy Mini 试剂盒为例，说明商品化试剂盒的操作流程；同时也简要叙述 Trizol 提取 RNA 的方法。

（2）试剂（盒）及提取所需的试剂、耗材和设备。

1）试剂（盒）：QIAmp® MiniElute® Virus Spin 的病毒 DNA/RNA 提取试剂盒（适用于血浆、血清和无细胞体液中 DNA/RNA 的提取）；QIAamp® Viral RNA Mini 试剂盒（适用于血浆、血清和无细胞体液中 RNA 的提取）；RNeasy® Mini 试剂盒（适用于细胞中 RNA 的提取）；Trizol 试剂。

2）其他试剂：乙醇（96%～100%）、0.9% NaCl 溶液（样本少时用于补足体积至 200 μL）、氯仿、异丙醇、75% 乙醇、RNase free 水、β-巯基乙醇。

3）耗材：无 DNA 酶无 RNA 酶的 1.5 mL 离心管、各种规格 tip 头、0.2 mL PCR 管。

4）仪器设备：离心机、微量移液器、振荡器、加热块（56 ℃）。

（3）QIAmp® MiniElute® Virus Spin 的病毒 DNA/RNA 提取试剂盒的操作程序。

1）第一次使用此试剂盒时，在 AW1 和 AW2 缓冲液中按照试剂瓶上提示体积加入 100% 乙醇，19 mL AW1 中加入 25 mL 无水乙醇，13 mL AW1 中加 30 mL 无水乙醇；在 AL 中加入 28 μg/mL 载体 RNA。

2）取 25 μL Qiagen 蛋白酶放入 1.5 mL 离心管中。

3）在生物安全柜内将呼吸道样本（鼻拭子、咽拭子、液化的痰液、胸水、盥洗液等）取 200 μL 加入此管中，充分混匀。若标本不足 200 μL，则用生理盐水补足至终体积为 225 μL。

4）在每管分别加入 200 μL AL（需要提前加入 28 μg/mL 载体 RNA），充分混匀振荡 15 s。56 ℃孵育 15 min。短暂离心，将管盖上的液体离心至管底。

5）加入 250 μL 无水乙醇，充分混匀振荡 15 s，室温（15～25 ℃）裂解 5 min。短暂离心，将管盖上的液体离心至管底。

6）将上述裂解液加入 QIAmp® MiniElute® 离心柱上，6 000 g，室温离心 1 min，弃收集管中的离心液。滤柱仍放回收集管上，将步骤 3）剩余的混合液全部吸入滤柱中，离心后弃离心液。

7）建议于滤柱中加入 500 μL AW1 液，6 000 g 室温离心 1 min，弃收集管中的离心液。

8）从试剂盒中取一支干净的 2 mL 收集管，将离心后的滤柱移到新的收集管上，于滤柱中加入 500 μL AW2 液，6 000 g 室温离心 1 min。将滤柱移到一个干净的收集管中，加入 500 μL 无水乙醇，6 000 g 室温离心 1 min。

9）将滤柱移到一个干净的收集管中，20 000 g 室温离心 3 min。建议将滤柱放在 56 ℃ 3 min 以干燥滤膜。

10）将滤柱放在 1.5 mL EP 管上，向滤柱中加入 20～150 μL 的 AVE 或 RNase free 水，室温静置 1 min。20 000 g 室温离心 1 min，收集离心液即为提取的核酸。可立即用于检测或 -70 ℃ 保存。

建议核酸提取后直接分装 3 份至 0.2 mL PCR 管（或排管）中，1 份用于检测，其他保存，用于后续的研究。

（4）QIAamp® Viral RNA Mini 试剂盒的操作程序。

1）第一次使用试剂盒时，在 AW1 和 AW2 缓冲液中按照试剂瓶上提示体积加入 100% 乙醇。将载体 RNA 溶解在 AVE 缓冲液中终浓度 1 μg/mL，分装后保存于 -20 ℃。检测前将待检样本自冰箱取出使其检测时达到室温，将含载体 RNA 的 AVE 缓冲液按照 1 : 100 稀释加到适量的 AVL 裂解缓冲液中，并平衡到室温。

2）吸取 560 μL 包含载体 RNA 的 AVL 缓冲液至 1.5 mL 的离心管中。

3）向上述的液体中加入 140 μL 标本（血液标本、组织培养液、体液、标本研磨液上清液等）以及至少 1 份相应的阴性和阳性对照标本，充分混匀后，室温（15～20 ℃）孵育 10 min。短暂离心使离心管顶端液体到底部。

4）在标本中加入 560 μL 100% 的乙醇，混匀 15 s，再短暂离心使离心管顶端液体落到底部。

5）小心将 630 μL 液体加入未浸湿的 QIAamp 滤柱中，盖好盖，6 000 g 离心 1 min，弃去收集管，将柱子置于一新的 2 mL 收集管上。

6）打开 QIAamp 滤柱的盖子，重复步骤 5），直至标本全部离心。

7）打开盖子，向滤柱中加入 500 μL AW1 缓冲液，盖好盖，6 000 g 离心 1 min，弃去收集管，将滤柱置于一新的 2 mL 收集管上。

8）打开盖子，向滤柱中加入 500 μL AW2 缓冲液，盖好盖，20 000 g 离心 5 min。将滤柱置于一新的 2 mL 收集管上，离心 1 min。

9）将柱子置于一新的 1.5 mL 离心管上，加入 50 μL AVE 洗脱缓冲液，室温孵育 1 min，6 000 g 离心 1 min，收集离心液即为提取的病毒 RNA，立即进行后续检测或 -70 ℃ 保存。

建议核酸提取后直接分装 3 份至 0.2 mL PCR 管（或排管）中，1 份用于检测，其他保存，用于后续的研究。

（5）RNeasy® Mini Kit 提取 RNA 的操作程序。

1）从试剂盒中取出 RLT 液，根据标本数量分装适量 RLT 液，按照 1 : 100 体积比

分别加入 β-巯基乙醇，分装至相应的预先标记好的微量离心管中，每管 600 μL。

2）将 140 μL 待检标本（血液样本、组织培养液、体液、标本研磨混悬液等）或适量的培养细胞（不多于 1×10^7）以及至少 1 份相应的阴性和阳性对照样本分别加入相应的 RLT 液管中，充分混匀。

3）混匀后加入与上述裂解液同体积的（600～750 μL）70% 的乙醇，充分混匀。再短暂离心使离心管顶端液体落到底部。

4）从试剂盒中取出带滤柱的 2 mL 收集管，打开包装做好标记。取步骤 2）中的混合液 750 μL 加入滤柱中，8 000 g 以上离心 30 s，弃收集管中的离心液。

5）滤柱仍放回收集管上，将步骤 2）剩余的混合液全部吸入滤柱中，8 000 g 以上，离心 30 s，弃离心液。

6）于滤柱中加入 700 μL 清洗缓冲液 RW1 液，8 000 g 以上离心 15 s，将离心后的滤柱移到新的收集管上。

7）于滤柱中加入 500 μL 清洗缓冲液 RPE 液，8 000 g 以上离心 30 s。弃收集管中的离心液，再于滤柱中加入 500 μL 清洗缓冲液 RPE 液，8 000 g 以上离心 2 min。

8）将滤柱移到一个无 RNA 酶的 1.5 mL EP 管上，向滤柱中加入 30～50 μL 的 RNase free 水，室温静置 1～3 min。8 000 g 以上离心 1 min，收集离心液即为提取的病毒 RNA，立即试验或 -70 ℃保存。

建议核酸提取后直接分装 3 份至 0.2 mL PCR 管（或排管）中，1 份用于检测，其他保存，用于后续的研究。

（6）Trizol 法提取 RNA 的操作程序。

1）标本处理。

培养细胞：细胞不多于 1×10^7，放入 1.5 mL 离心管中，加入 1 mL Trizol，混匀，冰上放置 30～60 min。

组织：取 100 μL（100 mg）组织混悬液置 1.5 mL 离心管中，加入 900 μL Trizol 充分混匀，冰上放置 30～60 min。

其他标本（血液样本、组织培养液、体液、标本研磨混悬液等）：取适当体积（200 μL）病毒培养上清，加 800 μL Trizol，混匀，冰上放置 30～60 min。

至少 1 份相应的阴性和阳性对照样本。

2）以 1 mL 裂解液加入 0.2 mL 的比例加入氯仿，盖紧离心管，用手剧烈摇荡离心管 15 s，室温静置 10 min。4 ℃，12 000 g 离心 10 min。

3）小心吸取上层水相于一新的离心管，按每毫升 Trizol 液加 0.5 mL 异丙醇的比例加入异丙醇，室温放置 10 min。4 ℃，12 000 g 离心 10 min。

4）弃去上清液，按每毫升裂解液加入 1 mL 的 75% 乙醇洗涤沉淀，混匀，4 ℃，12 000 g 离心 10 min。

5）小心弃去上清液，然后室温干燥 5～10 min（干燥后的核酸变为透明，没有液滴残留），注意不要过分干燥，以免 RNA 不易溶解。

6）加 50 μL RNase free 水重悬。立即实验或 -70 ℃保存。

建议核酸提取后直接分装 3 份至 0.2 mL PCR 管（或排管）中，1 份用于检测，其他保存，用于后续的研究。

（7）核酸的检测：RNA 病毒的检测需要将提取的 RNA 逆转录为 cDNA，可用逆转录试剂盒或者一步法 RT-PCR 试剂盒。

（8）质量控制：核酸提取和检测过程必须设立对照组，采用上述一步法 RT-PCR 方法检测标本后，若无法判断扩增结果，则需要进行测序验证，确保检测结果的准确性。

2. 病毒的分离培养

（1）检测标准和方法。

从核酸检测阳性的样本中随机选择样本进行病毒分离，比例不少于总阳性例数的 50%。针对发热伴出血症候群所获得病毒株，须进行鉴定（包括核酸检测、免疫学分析）和分子分型。

（2）病毒分离的质量控制。

整个分离培养过程要有严格的质量控制。

细胞株：用于病毒分离培养的细胞株应有明确的生物学背景，排除支原体和其他病原体的污染，应来源清楚。

试剂、血清和抗体：分离培养病毒所用的试剂和血清以及鉴定病毒使用的抗体或参考血清应有质量控制。

（3）毒株保存。

将病毒保存在螺口冻存管中，做好记录、标记（包括病毒名称、传代次数和培养用细胞名称）后冻存于液氮或 –80 ℃冰箱内。

3. 血清学检测

采集到的双份血清必须进行汉坦病毒、登革病毒、克里米亚－刚果出血热病毒、新布尼亚病毒的血清 IgM 及 IgG 抗体滴度检测，推荐用 ELISA、IFA 等方法。

第二章 汉坦病毒

第一节 基本特征

一、病原学特征

汉坦病毒属于布尼亚病毒科（Bunyaviridae）汉坦病毒属，为有包膜的分节段负链 RNA 病毒，基因组由 L、M 和 S 3 个片段组成。成熟的汉坦病毒颗粒具有多形性，多成圆形或卵圆形，直径 75～210 nm，平均直径 122 nm。病毒对外界环境抵抗力弱，对热及常用含氯消毒剂敏感，啮齿类动物为其主要的自然宿主和储存宿主。根据病毒基因组序列，目前将汉坦病毒分为 24 种，每种病毒主要和一种啮齿动物有关。引起肾综合征出血热的汉坦病毒主要包括：汉城病毒（Seoul virus）主要宿主为褐家鼠，呈世界性分布；汉滩病毒（Hantaan virus）主要宿主为黑线姬鼠，主要分布在欧亚大陆；普马拉病毒（Puumala virus）主要为棕背䶄（*Clethrionomys glareolus*）分布于欧洲，多布拉伐－贝尔格来德病毒（Dobrava-Belgrade virus）主要宿主为黄喉姬鼠，分布在塞尔维亚和黑山等地区。

肾综合征出血热（hemorrhagic fever with renal syndrome，HFRS）是由汉坦病毒引起的，以发热、休克、出血和肾功能损害为主要症状的传染病，本病以鼠为传染源，可通过多种途径传播。在我国和日本也称为流行性出血热，在朝鲜和韩国称为朝鲜出血热，在俄罗斯称为远东出血热或出血性肾炎，在欧洲一些国家称为流行性肾病，1982 年世界卫生组织将其统一命名为肾综合征出血热。该病主要流行于欧亚大陆，我国受到肾综合征出血热的危害严重，但近年来有所缓和。在我国流行的汉坦病毒主要有 2 型，即汉滩病毒（引起姬鼠型出血热）和汉城病毒（引起家鼠型出血热）。近年来在我国还发现了以棕背䶄为主要宿主动物的普马拉型汉坦病毒感染。

汉坦病毒对一般有机溶剂和消毒剂敏感，氯仿、丙酮、β-丙内酯、乙醚、酸（pH<3.00）、苯酚、甲醛等均很容易将其灭活，此外，60 ℃ 10 min 或 100 ℃ 1 min、^{60}Co 及紫外线照射也可将其灭活。绿猴肾传代细胞（VeroE6）和人肺传代细胞（A549）对汉坦病毒敏感，人胚肺二倍体细胞（2BS）和金黄地鼠肾细胞（CHKC）、长爪沙鼠肾细胞（MGKC）等原代细胞对汉坦病毒敏感。

二、流行病学特征

汉坦病毒的宿主动物主要包括啮齿动物、食虫目、兔形目、食肉目及偶蹄目等，但不同地区主要宿主动物不尽相同，不同型别的汉坦病毒有其相对固定的宿主鼠种。在我国，目前主要宿主和传染源是野栖的黑线姬鼠和以家栖为主的褐家鼠，其次是以家栖为主的小家鼠、黄胸鼠、野栖的黄毛鼠、大仓鼠和黑线仓鼠以及林栖的大林姬鼠、小林姬鼠等，此外还有棕背（䶄）、红背（䶄）等。目前，认为出血热的传播方式呈现多途径、多样性，但以动物源性传播为主，包括呼吸道传播、皮肤黏膜传播、消化道传播、媒介传播和垂直传播等方式。

在人群易感性和免疫力方面，人群普遍易感，可表现为急性发病和隐性感染。病后可获得持久的免疫力。

三、临床表现

汉坦病毒引起的肾综合征出血热为急性病毒性疾病，表现为急性发热，可伴有恶心、呕吐、腰痛及腹泻等消化道症状，以及程度不同的出血表现，累及肾脏。本病的潜伏期在4~45天，多为7~14天。该病的特征表现为5个临床阶段：发热期、低血压休克期、少尿期、多尿期和恢复期，5期经常发生重叠。发热期特征是高热、头痛、眼眶痛，不适和食欲减退，接着是严重的头痛、眼眶痛或腰痛（即"三痛"），经常伴随恶心呕吐、面部发红、颈部潮红和胸部潮红（即"三红"），瘀点和结膜充血，可持续3~7天。低血压期可持续几小时到3天，特征是退热时发生低血压，可导致休克和更明显的出血表现。在少尿期（3~7天）血压恢复正常或偏高，恶心呕吐可继续存在，会发生严重出血和尿量急剧减少。大多数死亡病例（病死率为1%~15%）发生在低血压期和少尿期，出现多尿预示着开始恢复，尿量可达到每天3~6 L。恢复期可持续几周至几个月。

血常规检测可见外周血白细胞增高和血小板减少，出现异型淋巴细胞；血液浓缩（低血压休克期）或血液稀释（少尿期）。尿常规检测出现尿蛋白阳性、可出现镜下血尿、管型尿，可有肉眼血尿和尿中膜状物，尿沉渣中可发现巨大的融合细胞。血生化检查可见血肌酐、尿素氮升高。

普马拉病毒感染一般引起轻微疾病（病死率<1%），称为流行性肾病，主要在欧洲流行。汉城型病毒主要由褐家鼠携带，尽管该病毒株也可引起严重疾病，但大部分病例临床症状较轻，临床分期不明显。

应注意与其他发热性疾病、导致休克的疾病、肾脏损害疾病及出血性疾病等相鉴别，如流感、钩端螺旋体病、立克次体病和发热伴血小板减少综合征等。

四、实验室检测

肾综合征出血热实验室检测方法可分为血清学和病原学两类。

血清学检测：①从患者急性期血样本中检测特异性 IgM 抗体，IgM 阳性可以确诊，检测方法主要为 MacELISA 方法和 IgM 抗体捕获免疫层析方法。人体针对汉坦病毒的体液免疫反应出现早，许多患者在发病第 1 天即可检出汉坦病毒特异性 IgM 抗体。②检测患者双份血标本，恢复期血清特异性 IgG 抗体滴度比急性期有 4 倍及以上升高则可确诊，检测方法主要为间接 ELISA 方法和免疫荧光法。汉坦病毒特异性 IgG 抗体在临床症状出现初期即可检出，并能维持很长时间。

病原学检测：①从患者标本中（包括血液、白细胞或尿沉渣细胞等）检出病毒 RNA，可确诊并分型。核酸检测阴性不能排除汉坦病毒感染。②从患者标本中（包括血液、白细胞或尿沉渣细胞等）用 VeroE6、Vero 或其他敏感细胞进行病毒分离，分离到汉坦病毒则可确诊。从临床标本中分离到病毒较困难，一般不用于临床诊断。

肾综合征出血热根据流行病学史、临床表现和实验室检查等进行诊断，临床诊断病例或疑似病例具备血清特异性 IgM 抗体阳性、恢复期血清特异性 IgG 抗体滴度比急性期有 4 倍以上增高、从患者标本中检出汉坦病毒 RNA、从患者标本中分离到汉坦病毒 4 项中任一项可确诊。

检测方法评价：以上介绍的检测方法均较成熟，已写入流行性出血热诊断标准（WS 278—2008）。

五、预防和治疗措施

目前，使用的汉坦病毒疫苗可有效预防汉滩病毒和汉城病毒感染。应用药物或机械等方法灭鼠，家庭内建立防鼠设施。注意个人卫生，尽量减少接触鼠类及其排泄物等灭鼠、防鼠方法可减少本病发生。本病治疗以综合疗法为主，早期可应用抗病毒治疗，中晚期则针对病理生理进行对症治疗。"三早一就"仍然是本病治疗原则，即早发现、早期休息、早期治疗和就近治疗。治疗中要注意防治休克、肾功能衰竭和出血。

参考文献

[1] 罗端德，易建华. 病毒性出血热 [M]. 北京：人民卫生出版社，2009.

[2] 王芹，周航，李德新，等. 2009 年中国肾综合征出血热监测分析 [J]. 疾病监测，2010，25 (12).

[3] 中华人民共和国卫生部. 流行性出血热诊断标准（WS 278—2008）.

[4] 卫生部疾病预防控制局《流行性出血热防治手册》编写组. 流行性出血热防治手册 [M]. 北京：人民卫生出版社，1998.

（李建东　张洁　姚文清）

第二节 检 测 技 术

一、汉坦病毒核酸检测及型别鉴定

1. 目的

汉坦病毒核酸的提取及 PCR 分型检测。

2. 适用范围

适用于患者、宿主动物标本、组织培养物的分型检测。

3. 职责

检测人员：负责按照本检测细则对被检测样品进行检测。

复核人员：负责对检测操作是否规范以及检测结果是否准确进行复核。

部门负责人：负责对科室综合管理和检测报告的审核。

4. 样品接收和准备

（1）核对被检患者的姓名、性别、年龄、编号及检测项目；核对被检样本的来源、种类、编号、检测项目等。

（2）用于检测的待测样品如不能及时检测应储存在 -70 ℃。

5. 检测项目及参数

本方法检测项目为标本中病毒核酸的分型检测。

6. 检测试剂、仪器设备和材料

（1）标本：患者标本、动物标本以及组织培养标本。

（2）材料：Hank's 液、氯仿、异戊醇、异丙醇、无水乙醇、75% 乙醇、无 RNase 的去离子水、SuperScript Ⅲ RT 逆转录试剂盒、标记笔、铅笔、记录本、一步法 RT-PCR 试剂盒、PCR 扩增试剂盒、手术用乳胶手套、一次性反穿手术衣、工作服、废弃品收集袋、拧口冻存管、标签纸或预先标记好的标签纸（包括样本类型、样本标号、实验操作者和日期等）、手术用剪刀、棉球、吸水纸、肥皂、0.5% 次氯酸、新鲜制备的 2% 的戊二醛等消毒液。

（3）仪器：高速离心机、水浴锅、-20 ℃ 冰箱、PCR 仪、凝胶电泳仪和序列分析仪等。

7. 检测的环境条件

从标本中提取病毒 RNA 要求在 BSL-2 实验室操作，PCR 分型检测在专门 PCR 室操作。

8. 实验原理

从标本中提取病毒 RNA，逆转录为 cDNA，利用适当分型引物进行 PCR 扩增，琼脂糖凝胶电泳鉴定后，对 PCR 扩增阳性样本进行核酸序列分析，经序列比对后确定病毒型别。

9. 实验步骤

（1）cDNA 合成（使用 SuperScript Ⅲ RT 逆转录系统）。

以下步骤适用于总量 RNA 为 1 pg～5 μg。

1）使用之前将以下每一组分混匀并短暂离心，按照表 2-2-1 组分组成配置反应体系到 0.2 mL 或 0.5 mL 的管中并混匀。

表 2-2-1　cDNA 逆转和预反应体系配制

组　　分	体　　积/μL
少于 5 μg 的总 RNA	n
50 ng/μL 随机引物	1
10 mM dNTP mix	1
加 DEPC 处理过的水至总体积	10

2）65 ℃孵育 5 min。

3）置于冰上至少 1 min。

4）第 2）步骤反应间，准备 cDNA 反应体系，依表 2-2-2 加入各组分。

表 2-2-2　cDNA 逆转和反应体系配制

组　分	1 个反应体积/μL	10 个反应体积/μL
10×RT 缓冲液	2	20
25 mM $MgCl_2$	4	40
0.1 M DTT	2	20
RNaseOUT™（40 U/μL）	1	10
SuperScript Ⅲ RT（200 U/μL）	1	10
总体积	10	100

5）将步骤 4）配制的 10 μL 的 cDNA 反应混合物混匀后加入到步骤 3）的反应体系中，总反应体系为 20 μL，轻轻混匀，短暂离心收集可能存在管壁上的液滴。

6）25 ℃孵育 10 min，而后 50 ℃孵育 50 min。

7）85 ℃终止 5 min，置于冰上。

8）短暂离心收集反应物，每管加 1 μL RNase H 并于 37 ℃孵育 20 min。

9）整个反应体系即为 cDNA 混合物，可以置于 -20 ℃保存或用于 PCR 检测。

（2）PCR 核酸检测。

得到标本和对照样本 cDNA 后，可以采用合适的引物进行 nested-PCR 分析检测，在检测过程中应引入空白对照。

核酸检测具体引物序列参见表 2-2-3。

表2-2-3 汉坦病毒核酸检测分型引物

引物名称	序列（5'→3'）	片段大小/bp
Hantavirus 属-M 片段分型引物		
（1）Hantavirus 属 M 片段基因通用外侧引物		
HantaMF（1190—1212）/HMOF	GGACCTGGTGCCAGTTGTGAAGC	490
HantaMR（1661—1680）/HMOR	ACCTCACAAACCATTGAACC	
（2）Hantavirus 属 HTN 型特异性 M 片段基因内侧引物		
HTNG1F（1362—1381）/HHMIF	TGCAACGGGCAGAGGAAAGT	242
HTNG1R（1584—1604）/HHMIR	GTACTGATTTTAGCCTATCTC	
（3）Hantavirus 属 SEO 型特异性 M 片段基因内侧引物		
SEOG1F（1343—1362）/HSMIF	TGTAATGGTCAGAAAAAGAC	287
SEOG1R（1608—1630）/HSMIR	CGTAGAATGGCTTTGAATCGGTT	
（4）Hantavirus 属 PUU 型特异性 M 片段基因内侧引物		
PUUG1F（1271—1290）/HPMIF	GTGTCCAGAGATTCCGTGGT	325
PUUG1R（1595—1574）/HPMIR	GAACATAAGTATGCGAATGCAA	
Hantavirus 属—S 片段分型引物		
（1）Hantavirus 属 S 片段基因通用外侧引物		
AllHTNS（494—521）F/HASOF	GACCCGGATTCGATTTAAGGATGA	593
AllHTNS（1086—1063）R/HASOR	GTTCCAACTGTCTTAGATGCCAT	
（2）Hantavirus 属 HTN 型特异性 S 片段基因内侧引物		
HTNS（607—633）F/HHSIF	GAAGAGATTACACCTGGTAGATATAGA	276
HTNS（882—875）R/HHSIR	CTTTGACTCCTTTGTCTCCATATTGC	
（3）Hantavirus 属 SEO 型特异性 S 片段基因内侧引物		
SEOS（682—703）F/HSSIF	GTAAGCCCTGTCATGAGTGTAG	240
SEOS（922—901）R/HSSIR	CTAGTGTACATCCAGCATCCTT	
（4）Hantavirus 属 PUU 型特异性 S 片段基因内侧引物		
PUUS（655—684）F	CCTACACAGATACAAGTTCGTAACATCATG	323
PUUS（987—967）R	TGCACAAGCAAATACCCATGG	

1）第一轮 PCR：第一轮 PCR 反应体系见表2-2-4。

表 2-2-4 第一轮 PCR 反应的体系

试剂名称	体积/μL
10×缓冲液	5
dNTP（每种 2.5 mM）	2
引物 F1（1 μM）*	1
引物 R1（1 μM）*	1
ddH$_2$O	38.5
cDNA 模板	2.0
酶（4 U/μL）	0.5
总体系	50

注：*表示汉坦病毒核酸检测外侧引物。

第一轮 PCR 反应条件：首先 94 ℃ 2 min；接着 94 ℃ 30 s、55 ℃ 30 s、72 ℃ 1 min 扩增 35 循环；最后 72 ℃ 10 min。产物于 4 ℃保存。

2）第二轮 PCR：第二轮 PCR 反应体系见表 2-2-5。

表 2-2-5 第二轮 PCR 反应的体系

试剂名称	体积/μL
10×缓冲液	5
dNTP	2
引物 F2（10 μM）*	1
引物 R2（10 μM）*	1
ddH$_2$O	38.5
1st PCR 产物模板	2.0
酶（4 U/μL）	0.5
总体系	50

注：*表示汉坦病毒核酸检测内侧引物。

第二轮 PCR 反应条件：首先 94 ℃ 2 min；接着 94 ℃ 30 s、55 ℃ 30 s、72 ℃ 30 s 扩增 35 个循环；最后 72 ℃ 10 min。产物于 4 ℃保存。

3）PCR 扩增反应结束后，以 1% 琼脂糖凝胶电泳分析。

（3）one-step RT-PCR 核酸检测。

1）取 2 μL RNA，分别选取病毒特异性引物直接使用 one-step RT-PCR 试剂盒进行扩增。PCR 引物序列参见表 2-2-3，具体反应体系如表 2-2-6。

表 2-2-6　one-step RT-PCR 的反应体系 25 μL

试剂名称	体积/μL
one-step RT-PCR 缓冲液	5
dNTP mix（每种 10 mmol/L）	1
引物 F1 和 R1（10 μmol/L）	各 2
RNA	2
RNase free water	12
one-step RT-PCR Enzyme Mix	1

2）反应条件：首先 50 ℃ 30 min；接着 95 ℃ 15 min；然后 94 ℃ 30 s、55 ℃ 30 s、72 ℃ 45 s 扩增 35 循环；最后 72 ℃ 延伸 10 min。

3）PCR 扩增反应结束后，以 1% 琼脂糖凝胶电泳分析。

4）如果琼脂糖凝胶电泳分析结果阴性，进行 nested-PCR 第二轮扩增分析。

（4）琼脂糖凝胶电泳分析。

1）制备凝胶，按所分离的 DNA 分子的大小范围，称取适量的琼脂糖粉末，放到一锥形瓶中，加入适量的 1×TAE 电泳缓冲液。然后置微波炉加热至完全融化，冷却至 55 ℃，加入适量 GoldView（5 μL/100 μL），摇匀，倒入凝胶灌制槽内，插点样梳。

2）待胶凝固后，小心拔出梳子，放入加有足够电泳缓冲液的电泳槽中，缓冲液高出凝胶表面约 1 mm。

3）用适量的加样缓冲液制备 DNA 样品，将样品加入样品孔内。

4）接通电极，使 DNA 向阳极泳动，在 1～10 V/cm 凝胶的电压下进行电泳。

5）当加样缓冲液中的溴酚蓝迁移至足够分离 DNA 片段的距离时，关闭电源。

6）在紫外透射仪上观察结果，拍照。

7）PCR 扩增阳性样本进行核酸序列分析。

（5）测序样本的准备（MegaBace）。

PCR 扩增测序样品：使用模板和单一引物进行倍数式 PCR 扩增。

1）测序 PCR 反应体系：模板 200～300 ng，引物（1 μL），测序试剂 premix 8 μL，加去离子水至总体积为 20 μL。

2）测序 PCR 反应条件：95 ℃ 变性 20 s，50 ℃ 退火 15 s，60 ℃ 延伸 1 min，共扩增 25～30 个循环。

（6）测序样品预处理。

1）醋酸铵沉淀测序样品的步骤如下：①每个 20 μL 反应体系分别加入 80 μL 水，再加入 1/10 体积（10 μL）7.5 M 的醋酸铵溶液；②再加入 2.5 倍体积（260 μL）无水乙醇混匀，-20 ℃ 沉淀 30 min；③4 ℃ 离心 20 min；④弃尽上清液；⑤用 500 μL 70% 乙醇洗涤 PCR 反应产物，室温或者 4 ℃ 离心 10 min；⑥弃上清液，自然风干或者真空抽干。

2）溶解：每个反应体系加入 10 μL MegaBace 上样缓冲液，振荡使 PCR 产物溶解，轻微离心，使溶液聚集于96孔上样板底部。

3）将样本上样到 MegaBace 测序仪进行序列测定。

（7）序列比对分析：将测序结果在 Ncbi-BLAST 进行比对分析，以确定病毒型别。

（8）实时定量 RT-PCR 法分型检测汉坦病毒核酸。

1）核酸检测具体引物、探针序列参见表 2-2-7。

表 2-2-7 汉坦病毒引物、探针序列

病毒名称	引物/探针	序列（5′→3′）	荧光标记
Hantaan	F（771-793）	GCTTCTTCCAGATACAGCAGCAG	
	R（862-884）	GCCTTTGACTCCTTTGTCTCCAT	
	P（811-839）	CCTGCAACAAACAGGAYTACTTACGGCA	FAM/BHQ1
Seoul	F（217-237）	GATGAACTGAAGCGCCAACTT	
	R（272-291）	CCCTGTAGGATCCCGGTCTT	
	P（239-263）	CCGACAGGATTGCAGCAGGGAAGAA	HEX/BHQ1
Puumala	F（181-201）	AGGCAACAAACAGTGTCAGCA	
	R（334-359）	GCATTTACATCAAGGACATTTCCATA	
	P（278-304）	CTGACCCGACTGGGATTGAACCTGATG	TEXASRED/BHQ2

2）实时荧光定量 RT-PCR 扩增。实时荧光定量 RT-PCR 扩增反应体系，参考如下配置：RNA 模板 5 μL，酶 0.5 μL，缓冲液 12.5 μL，引物各 0.5 μL，探针各 0.25 μL，加水至总体积 25 μL。

推荐反应条件：首先 50 ℃ 30 min；接着 95 ℃ 2 min，95 ℃ 15 s、60 ℃ 30 s 反应 40 个循环。

3）结果判断：以荧光 PCR 反应的前 3～15 个循环的荧光信号作为本底信号，以本底信号标准差的 10 倍作为荧光阈值，标本扩增产生的荧光信号达到荧光阈值时所对应的循环数为循环阈值（Ct 值），以 $Ct<35$ 荧光信号数据线性化处理后对应循环数生成的曲线图成"S"形的标本，可判断为相应的汉坦病毒核酸检测阳性。

4）意义：荧光定量 RT-PCR 是一种灵敏、特异、低污染的病毒 RNA 检测方法，可以定性或定量检测肾综合征出血热患者血清或动物、媒介标本中的病毒。阳性结果可以确诊相应病毒感染，可用于肾综合征出血热早期诊断，阴性结果不能排除诊断。

10. 支持文件

流行性出血热诊断标准（WS 278—2008）、登革热诊断标准（WS 216—2008）、登革热防治手册、登革热监测方案。

11. 记录格式

汉坦病毒核酸检测原始记录。

二、汉坦病毒细胞培养分离

1. 目的
用于患者急性期血清样本中汉坦病毒细胞培养分离与鉴定。

2. 适用范围
适用于肾综合征出血热患者样本的检测。

3. 职责
检测人员：负责按照本检测细则对被检测样品进行检测。
复核人员：负责对检测操作是否规范以及检测结果是否准确进行复核。
部门负责人：负责对科室综合管理和检测报告的审核。

4. 样品接收和准备
（1）核对被检患者的姓名、性别、年龄、编号及检测项目；核对被检样本的来源、种类、编号、检测项目等。
（2）无菌采集发病后 5 日内肾综合征出血热患者的静脉血，分离血清，接种细胞培养；不能及时接种细胞者可置 -70 ℃保存。

5. 仪器设备和材料
（1）标本：患者标本。
（2）实验器材：CO_2 培养箱、高速离心机、水浴锅、-20 ℃冰箱、PCR 仪、组织细胞研磨器、凝胶电泳仪、序列分析仪、荧光显微镜。培养基：Eagle's MEM、Hank's 液、3%谷胺酰胺、7.5% $NaHCO_3$、小（或胎）牛血清，青霉素，链霉素和制霉菌素等。
（4）液体配制。
1）Eagle's MEM（维持液），包含 100 单位/mL 青霉素、100 μg/mL 链霉素、1%谷胺酰胺、1%小（或胎）牛血清、4% 的 7.5% $NaHCO_3$。
2）Eagle's MEM（生长液），包含 100 单位/mL 青霉素、100 μg/mL 链霉素、1%谷胺酰胺、10%小（或胎）牛血清、4% 的 7.5% $NaHCO_3$。
3）Hank's 液（细胞洗涤液）包含 100 单位/mL 青霉素、100 μg/mL 链霉素、4% 的 7.5% $NaHCO_3$。

6. 检测的环境条件
通过细胞培养从标本中分离汉坦病毒的实验操作要求在 BSL-2 实验室进行。

7. 实验原理
标本中的病毒通过在敏感组织细胞中培养放大，有利于病毒的进一步分析与鉴定，可以用来分离汉坦出血热病毒的敏感细胞包括 Vero、VeroE6 等。

8. 实验步骤
（1）样本处理和稀释：患者急性期血清标本 10 倍系列稀释后可直接用于病毒分离，在病毒细胞培养分离设置一个正常人血清且按同样比例稀释，作为阴性对照。
（2）细胞接种：将培养好的单层细胞上清弃掉，用 Hank's 液洗涤 2 次，早期血清用 Hank's 液 1 : 10 稀释，标本 0.5～1 mL 接种，于 T25 细胞培养瓶中长成单层的 Vero、VeroE6。在 37 ℃温箱吸附 2 h 后用无菌 Hank's 液洗涤细胞层 1～2 次，每次 5～6 mL，最后加入含 Eagle's 维持液 5 mL，37 ℃培养。每隔 3～4 天换培养液。

（3）培养至第 7～10 天刮取少量细胞点抗原片进行免疫荧光检测，如果荧光检测阳性，则收集上清接种新鲜细胞进行病毒培养，确定病毒型别；如果荧光检测为阴性，至少培养至 20 天以后，刮取少量细胞点抗原片进行免疫荧光检测，如果检测结果仍为阴性，则收集培养液，冻存于 −70 ℃或液氮中以备重新检测，细胞需继续传第二代。

（4）连续传代：用胰酶消化上一步中检测为阴性的细胞，用 3～4 mL 新鲜培养液悬浮细胞，取 1/2（1.5～2 mL）细胞悬液与大约同等数量的新鲜制备的正常细胞联合培养，重复上一步中检测至第三代。取剩余 1/2（1.5～2 mL）细胞悬液离心后保存于 −70 ℃待查。

注：适应细胞的培养的 HTNV 和 SEOV 繁殖很快，在 VeroE6 细胞中需 5～7 天，但 PHV、PUU 及其类似病毒繁殖较慢，需 14～21 天。如果依上述方法分离培养至第三代依然未出现荧光阳性的细胞，则可以视为标本中不含有感染性病毒颗粒，所有本次实验有关的细胞和上清按照感染性废弃物进行妥善处理。

（5）病毒核酸序列分析：对于特异性荧光检测阳性的病毒样本应参照汉坦病毒核酸检测方法，提取核酸，进行序列分析，新亚型或新型病毒应按照病毒培养扩增方案进行扩增培养、滴定，标记好后并妥善保存。如果分离病毒与以前分离保存的毒株相同，则可以适当保存，或者全部严格按照感染性废弃物处理。

（6）废弃物处理：所有实验用品都应严格按照有关实验室安全管理条例处理方法高压处理，所有液体废弃物和细胞培养物应化学消毒后置于密闭容器中，严格按照有关实验室安全管理条例处理方法高压处理。

9. 结果判断

（1）如果经汉坦病毒特异性单克隆抗体检测用于分离汉坦病毒细胞呈荧光阳性说明标本感染有汉坦病毒。

（2）分离病毒的核酸序列分析可以确定病毒型别。

（3）意义：病毒分离阳性结果，表明患者汉坦病毒感染。

10. 支持文件

流行性出血热诊断标准（WS 278—2008）。

11. 记录表式

汉坦病毒分离鉴定原始记录。

三、IgM 捕捉 ELISA 法（MacELISA）检测汉坦病毒 IgM 抗体

1. 目的

检测汉坦病毒 IgM 抗体。

2. 适用范围

适用于患者血清或血浆中汉坦病毒 IgM 抗体的快速检测。

3. 职责

检测人员：负责按照本检测细则对被检测样品进行检测。

复核人员：负责对检测操作是否规范以及检测结果是否准确进行复核。

部门负责人：负责对科室综合管理和检测报告的审核。

4. 样品接收和准备

（1）核对被检样品（血清或血浆）患者的姓名、性别、年龄、编号及检测项目等。

（2）用于检测的待测样品如不能及时检测需储存于 -20 ℃。

5. 检测项目及参数

本方法检测项目为检测血清或血浆中汉坦病毒特异性 IgM 抗体

6. 检测仪器设备和材料

（1）抗人 IgM 抗体（μ 链）：用 pH 9.5 的包被液包被酶标板。

（2）冻干阳性血清/冻干阴性血清，工作浓度为 1∶10。

（3）冻干辣根过氧化物酶 - 病毒抗原标记物，工作浓度为 1∶20。

（4）冻干小牛血清。

（5）浓缩洗液 10×PBS-T（10 倍浓缩）：在 800 mL 蒸馏水中溶解 80 g NaCl、2 g KCl、14.4 g Na_2HPO_4、2.4 g KH_2PO_4，用 HCl 调节溶液的 pH 至 7.4，加水定容至 1L，高压蒸汽灭菌后，加入 0.5% 吐温 20，保存于室温。

（6）标本稀释液为含 5% 小牛血清原倍洗液。

（7）A/B 显色液和终止液。

（8）终止液：4 N H_2SO_4。

（9）酶标仪。

7. 检测的环境条件

检测在生物安全二级实验室（BSL-2）中进行，灭活后样本在生物安全一级实验室（BSL-1）内进行。

8. 检测原理

本方法采用抗人 μ 链捕获人血清 IgM 抗体，加辣根过氧化物酶标记的病毒抗原物，用以检测出血热特异性 IgM 抗体。具有较高的敏感性、特异性和重复性。

9. 检验步骤

（1）冻干试剂先用相应量的去离子水溶解，然后临用前根据所需按工作浓度稀释使用，余下则于 -20 ℃ 保存。

（2）将待检血清用稀释液 100 倍稀释，加入已包被抗人 μ 链抗体的酶标板孔中，100 μL/孔，同时加入已 1∶10 稀释的阳性血清/阴性血清对照各 1 孔，100 μL/孔，置 37 ℃ 水浴孵育 1 h。

（3）弃去上清液，用 PBS-T 漂洗 5 次，甩干。

（4）将冻干辣根过氧化物酶 - 病毒抗原标记物 1∶20 稀释后，加入反应板相应孔内，100 μL/孔，37 ℃ 水浴孵育 1 h。

(5) 弃去酶标抗体，用洗涤液洗涤 6 次，甩干。

(6) 加显色液：于各反应孔内加 A/B 液各 1 滴，37 ℃，避光 3～5 min。

(7) 加终止液（4N H_2SO_4）于每反应孔，1 滴/孔。

10. 结果判断

(1) 酶联免疫检测仪检测：于 450 nm（TMB）阳性对照孔 OD 值/阴性对照孔 OD 值，即 P/N≥2.1，对照成立；若待检血清孔 OD 值与阴性对照孔 OD 比值≥2.1，则标本为汉坦病毒 IgM 抗体阳性，反之阴性。

注：阴性对照孔 OD 值小于 0.05 按 0.05 记，若大于 0.05 按实际数值计算。

(2) 意义：阳性结果，表明患者新近汉坦病毒感染，用于出血热早期诊断。

11. 支持文件

流行性出血热诊断标准（WS 278—2008）。

12. 记录表式

汉坦病毒 IgM 抗体检测原始记录。

四、胶体金标记试纸条快速检测汉坦病毒 IgM 抗体

1. 目的

检测汉坦病毒 IgM 抗体。

2. 适用范围

适用于患者血清或血浆中出血热病毒 IgM 抗体的快速检测。

3. 职责

检测人员：负责按照本检测细则对被检测样品进行检测。

复核人员：负责对检测操作是否规范以及检测结果是否准确进行复核。

部门负责人：负责对科室综合管理和检测报告的审核。

4. 样品接收和准备

(1) 核对被检样品患者的姓名、性别、年龄、编号及检测项目等。

(2) 用于检测的待测样品，储存于 -20 ℃。

5. 检测项目及参数

本方法检测项目为检测血清或血浆中病毒特异性 IgM 抗体。

6. 检测仪器设备和材料

IgM 捕获法胶体金标记试纸条快速检测试剂盒、200 μL 加样器或滴管、一次性手套。

7. 检测的环境条件

生物安全二级实验室（BSL-2）中进行。

8. 检测原理

流行性出血热快速诊断试纸条是一种高度特异灵敏的 IgM 捕获检测方法。该检测方法采用特异性基因重组抗原，应用免疫胶体金层析技术在 5～10 min 内可得到结果。在检测过程中，将血清或血浆滴入加样区，如标本中含有抗汉坦病毒 IgM 抗体，可与上述

胶体金标记的特异性抗原结合，结合物可通过毛细管作用移动到硝酸纤维素膜上测试线附近，并可被该处所含有的未标记的抗人IgM μ链抗体所捕捉，形成1条可见的紫红色带，为阳性结果，反之则为阴性。在任何情况下，质控区色带都应出现，质控区色带表明反应系统有效。

9. 检验步骤

（1）如果试剂盒储存于4℃冰箱，将所有实验用试剂与器材取出并平衡至室温。

（2）打开密封的铝箔袋，取出试剂盒，平放于水平桌面上，做好标记。

（3）用滴管或加样器从盛有血清或血浆的试管中取2～3滴或100～150 μL样品滴加于测试盒上的样品孔内，于15 min内观察测试结果。

10. 结果判断（图2-2-1）

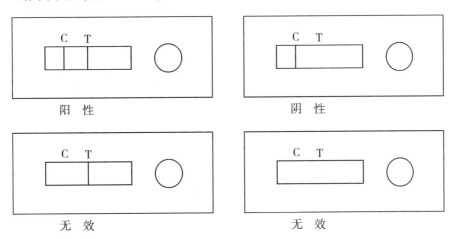

图2-2-1　胶体金标记试纸条快速检测IgM抗体结果示意

阳性：可见质控线与实验线2条紫红色带。

阴性：只有1条质控线出现。

无效：如果未能观察到质控线出现，则无论是否有实验线显示，均为无效，应重新检测。

注意：阳性结果最早1～2 min即可显示出来，但阴性结果必须等到15 min才可判定。

11. 支持文件

流行性出血热诊断标准（WS 278—2008）。

12. 记录表式

汉坦病毒IgM抗体检测原始记录。

五、ELISA双抗原夹心法检测汉坦病毒抗体

1. 目的

检测汉坦病毒特异性抗体。

2. 适用范围

适用于人或宿主动物的血清或血浆中汉坦病毒抗体的快速检测。

3. 职责

检测人员：负责按照本检测细则对被检测样品进行检测。

复核人员：负责对检测操作是否规范以及检测结果是否准确进行复核。

部门负责人：负责对科室综合管理和检测报告的审核。

4. 样品接收和准备

（1）核对被检样品患者的姓名、性别、年龄、编号及检测项目等或标本的来源、种类、编号及检测项目等。

（2）用于检测的待测样品，如不能及时检测须储存在 −20 ℃。

5. 检测项目及参数

本方法检测项目为检测血清或血浆中病毒特异性总抗体。

6. 检测仪器设备和材料

（1）纯化的重组汉坦病毒核蛋白抗原预包被酶标板。

（2）辣根过氧化物酶标记的纯化的重组汉坦病毒核蛋白抗原。

（3）包被液：pH 9.6 碳酸缓冲液；稀释液：pH 7.4 PBS（含 5% 脱脂奶）；洗涤液：pH 7.4 PBS-T（0.05% 吐温 20）。

（4）显色液：A/B 液。

（5）终止液：4 N H_2SO_4。

（6）酶标板、酶标仪。

7. 检测的环境条件

检测在生物安全二级实验室（BSL-2）中进行，样本灭活处理后可以在生物安全一级实验室（BSL-1）中进行。

8. 检测原理

本方法采用纯化的重组汉坦病毒核蛋白抗原包被酶标板，结合样本中汉坦病毒特异性抗体，再加辣根过氧化物酶标记的核蛋白抗原和已被板上抗原捕获的抗体反应，用以检测汉坦病毒特异性抗体。适用于汉坦病毒感染状况的调查及其他实验性研究。当恢复期样本总抗体滴度较急性期有 4 倍或 4 倍以上升高时，具有诊断意义。

9. 检验步骤

（1）将待检血清或血浆加入抗原孔，25 μL/孔，同时用稀释液稀释酶标抗原到工作浓度，加入样品孔，25 μL/孔，须设阴、阳性对照各 3 孔，37 ℃ 水浴 1 h。

（2）用洗涤液洗涤 6 次，甩干。

（3）加显色液：于各反应孔内加 A/B 液各 1 滴，37 ℃，避光 3～5 min。

（4）加终止液于每反应孔，1 滴/孔。

10. 结果判断

（1）于 450 nm（TMB）阳性对照孔 *OD* 值/阴性对照孔 *OD* 均值，即 *P/N*≥2.1，对照成立；若待检血清孔 *OD* 值与阴性对照孔 *OD* 比值≥2.1，则标本为汉坦病毒抗体阳性，反之阴性。（注意：阴性对照孔 *OD* 值小于 0.05 按 0.05 记，若大于 0.05 按实际数值计算。)

(2) 意义：阳性结果，表明曾受到汉坦病毒感染；恢复期血清抗体滴度比急性期抗体滴度有 4 倍或 4 倍以上升高则可确诊。

11. 支持文件
流行性出血热诊断标准（WS 278—2008）。

12. 记录表式
汉坦病毒特异性抗体检测原始记录。

六、免疫荧光法（IFA）检测汉坦病毒 IgG 抗体

1. 目的
检测汉坦病毒 IgG 抗体。

2. 适用范围
适用于血清或血浆中出血热病毒 IgG 抗体的快速检测。

3. 职责
检测人员：负责按照本检测细则对被检测样品进行检测。
复核人员：负责对检测操作是否规范以及检测结果是否准确进行复核。
部门负责人：负责对科室综合管理和检测报告的审核。

4. 样品接收和准备
(1) 核对被检样品患者的姓名、性别、年龄、编号及检测项目等。
(2) 用于检测的待测样品，储存于 -20 ℃。

5. 检测项目及参数
本方法检测项目为检测血清或血浆中病毒特异性 IgG 抗体。

6. 检测仪器设备和材料
(1) 抗原片：家鼠型和姬鼠型汉坦病毒标准毒株感染 VeroE6 或 Vero 细胞制备，低温干燥保存。
(2) 阳性、阴性对照：单克隆抗体或确诊阳性患者恢复期血清（阳性对照）、阴性血清。
(3) 羊抗人（或兔抗人）IgG 荧光抗体。
(4) 常用稀释液：pH 7.4 PBS、伊文思兰等。
(5) 荧光显微镜。

7. 检测的环境条件
检测在生物安全二级实验室（BSL-2）中进行，样本灭活后可在生物安全一级实验室（BSL-1）内进行。

8. 检测原理
本方法采用汉坦病毒感染 Vero 或 VeroE6 细胞制备抗原片，结合血清或血浆样本中病毒特异性 IgG 抗体，然后使用荧光标记抗人 IgG 抗体进行检测，阳性结果说明患者曾感染汉坦病毒，如果恢复期血清抗体滴度比急性期抗体滴度有 4 倍或 4 倍以上升高则可

确诊。

9. 检验步骤

（1）用 pH 7.4 的 0.02 mol/L PBS 稀释待检血清，从 1∶20 开始做 2 倍或 4 倍连续稀释至需要的稀释度。

（2）取出抗原片，用蒸馏水漂洗后，冷风吹干。

（3）用加样器依次从高稀释度到低稀释度逐个加入已稀释的待检血清，加入量以覆盖细胞抗原面为准（若为双份血清，最好上排为急性期血清，下排为恢复期血清），在 37 ℃ 水浴箱湿盒孵育 30～40 min（每次试验同时设阳性、阴性对照）。

（4）用 PBS 振荡洗涤 3 次，每次 5 min，再用蒸馏水洗涤 1 次脱盐，冷风吹干。

（5）用含 1∶3 万伊文思兰的 PBS 按工作浓度稀释荧光结合物，滴加各孔（以覆盖细胞抗原面为准），在 37 ℃ 水浴箱湿盒孵育 30 min，然后同步骤（4）洗涤、漂洗、吹干。

（6）荧光显微镜观察结果。

10. 结果判断

（1）细胞内病毒特异性荧光为黄绿色颗粒，分布在感染细胞的胞浆内。根据特异性荧光颗粒多少、荧光亮度、阳性细胞在细胞总数中所占比例，可将免疫荧光反应大致区分为 1～4 个 "+"。可参考阳性细胞数：＜25% 为 "+"，25%～50% 为 "++"，51%～75% 为 "+++"，＞75% 为 "++++"；无特异性荧光者为 "－"（阴性）。

检测抗体滴度时，以能观察到明显特异性荧光反应（＞"+"）最高血清稀释度的倒数表示。

（2）意义：阳性结果，表明曾受到汉坦病毒感染，＞1∶20 有诊断参考意义；恢复期血清抗体滴度比急性期抗体滴度有 4 倍或 4 倍以上升高，则可确诊。

11. 支持文件

流行性出血热诊断标准（WS 278—2008）。

12. 记录表式

汉坦病毒 IgG 抗体检测原始记录。

（王世文　李建东　姚文清）

第三章 克里米亚-刚果出血热病毒

第一节 基本特征

一、病原学特征

克里米亚-刚果出血热于1945年首次发现于苏联克里米亚半岛,是由克里米亚-刚果出血热病毒(Crimea-Congo hameorrhagic fever virus,CCHFV)引起的一种人与动物共患病。人类的临床症状以发热、头痛、出血、低血压休克为特征,病死率极高;动物多为隐性感染。主要传播媒介为硬蜱,自然界中在蜱—非人类脊椎动物—蜱之间循环,其发病率有明显的季节性和地方性,在至少30多个国家和地区流行。1965年,该病毒导致我国新疆巴楚县发生出血热,当时命名为新疆出血热,后来确定该疾病病原为克里米亚-刚果出血热病毒。

克里米亚-刚果出血热在我国主要流行于新疆地区,非法定报告传染病。各级各类医疗卫生机构发现符合病例定义的疑似或确诊病例时,应通过国家疾病监测信息报告管理系统进行网络直报,报告疾病类别选择"其他传染病"。符合《国家突发公共卫生事件相关信息报告管理工作规范(试行)》要求的,按照相应的规定进行报告。

克里米亚-刚果出血热病毒为单股负链分节段有包膜的RNA病毒,由大、中、小3个节段组成,病毒粒子呈圆形或椭圆形,偶见短杆状,在分类上属布尼亚病毒科内罗病毒属。内罗病毒属现有34个种,根据抗原性的不同被分为7个血清群,克里米亚-刚果出血热病毒血清群和内罗毕绵羊病毒血清群是其中最重要的2个血清群。其中,克里米亚-刚果出血热病毒血清群包括克里米亚-刚果出血热病毒(含Kodzha病毒、C68031和AP92毒株)、Hazara病毒和Khasan病毒等。

二、流行病学特征

人因被携带克里米亚-刚果出血热病毒的成蜱叮咬而感染。感染克里米亚-刚果出血热病毒的璃眼蜱属蜱(在我国为亚洲璃眼蜱)是主要的贮存宿主。某些野生动物,如野兔、小型哺乳动物或鸟类等是克里米亚-刚果出血热病毒的重要宿主,家畜(绵羊、山羊、马、牛和骆驼等)也可感染该病毒,急性期患者的血液具有感染性。

未成年蜱通过叮咬病毒血症期的宿主动物而感染，感染后病毒可以经卵传播给下一代幼蜱或经性传播给其他蜱，并在蜱发育的各个阶段携带病毒。成蜱通过叮咬可以将病毒传染给野生和家养的脊椎动物。带毒动物的血液或急性期患者的血液也可通过皮肤黏膜的伤口传播病毒。

人群普遍易感，不受年龄和性别的影响。人可以通过被蜱叮咬、直接接触感染动物的血液或组织以及经气溶胶传播而感染。急性期患者是重要传染源，可引起医源性感染，主要通过是接触患者血和分泌物传播。

该病主要流行于苏联的克里米亚、罗斯托夫和阿斯特拉罕地区，以及其他部分国家和地区，如中国、阿富汗、阿尔巴尼亚、保加利亚、伊朗、伊拉克、哈萨克、巴基斯坦、南非、土耳其、乌兹别克斯坦、阿拉伯半岛和撒哈拉以南的非洲。大多数的患者为畜牧业相关从业人员或医务人员。我国于1964年在新疆南部发现首例病例，1968年暴发流行，当时称为新疆出血热。此后，该病曾在我国新疆南部严重流行，发生近百死亡病例。新疆以外的地区，如四川、青海、云南等地人群和动物中亦有抗体阳性的报道。

三、临床表现

动物感染CCHFV后不发病。对人而言，CCHF于3～6月高发，潜伏期为1～13天，一般1～6天。人感染后，确切传染期尚不明确，人感染后病毒血症期可达10天以上。各年龄组人群均易感，感染后可获持久性免疫。

基本病理变化是全身毛细血管扩张、充血和通透性增加。典型临床经过可分为潜伏期、出血前期、出血期和恢复期4期。临床表现为突然发热、不适、虚弱、激惹、四肢和腰部剧痛、严重厌食，偶尔出现呕吐、腹痛和腹泻。病程早期出现面部和胸部潮红、结膜充血。软腭、悬雍垂和喉部黏膜出现出血点，通常与疾病有关的小瘀斑从胸部、腹部扩散到身体的其他部位，有时候会出现大面积紫癜。可出现齿龈、鼻腔、肺、子宫和肠道出血，重症或死亡病例的肝损害会出现严重出血。常见血尿和蛋白尿，但一般不严重。发热持续5～12天，可能出现双相热。其他临床表现有白细胞减少，淋巴细胞减少较中性粒细胞减少显著，血小板减少常见。报告病死率为2%～50%，平均病死率为30%，死因主要是出血和低血压休克。

四、实验室检测

克里米亚-刚果出血热的诊断主要结合流行病史、临床表现和实验室检查来进行，血中病毒分离（细胞培养或幼鼠实验）或者PCR阳性可确诊。血清学检测包括：ELISA、IFA或蚀斑减少中和试验。特异性IgM出现在急性感染期，在恢复期血清中的中和抗体滴度较低。可确诊的实验室依据如下。

（1）患者血样本中检出特异性IgM抗体可确诊。

（2）患者双份血标本检测，恢复期血清特异性抗体比急性期有4倍或以上升高，可确诊。

（3）从患者血液、脑脊液、尸检或活检组织检查到病毒抗原或 RNA 时，可确诊。

（4）通过细胞培养或幼鼠实验，在患者标本中分离到病毒，可确诊。

（5）涉及活病毒操作的实验室活动应在 BSL-3 实验室内进行，需严格遵守相关生物安全规定。

参考文献

[1] 田克恭. 人与动物共患病 [M]. 北京：中国农业出版社，2012.

[2] Fernandez-Garcia, Negredo A, Papa A, et al. European survey on laboratory preparedness, response and diagnostic capacity for Crimean-Congo haemorrhagic fever [J]. Euro Surveill, 2014, 19 (26).

[3] Sargianou M1, Papa A. Epidemiological and behavioral factors associated with Crimean-Congo hemorrhagic fever virus infections in humans [J]. Expert Rev Anti Infect Ther, 2013, 11 (9): 897-908.

[4] Gargili A, Thangamani S, Bente D. Influence of laboratory animal hosts on the life cycle of Hyalomma marginatum and implications for an *in vivo* transmission model for Crimean-Congo hemorrhagic fever virus [J]. Front Cell Infect Microbiol, 2013, 20 (3): 39.

（李建东　刘敏　毛玲玲　王艳）

第二节　检　测　技　术

一、克里米亚－刚果出血热病毒核酸检测及型别鉴定

1. 目的

克里米亚－刚果出血热病毒核酸的提取及 PCR 分型检测。

2. 适用范围

适用于患者、宿主动物标本、组织培养物的分型检测。

3. 职责

检测人员：负责按照本检测细则对被检测样品进行检测。

复核人员：负责对检测操作是否规范以及检测结果是否准确进行复核。

部门负责人：负责对科室综合管理和检测报告的审核。

4. 样品接收和准备

（1）核对被检患者的姓名、性别、年龄、编号及检测项目；核对被检样本的来源、种类、编号、检测项目等。

（2）用于检测的待测样品如不能及时检测储存于 -70 ℃。

5. 检测项目及参数

本方法检测项目为标本中病毒核酸的分型检测。

6. 检测试剂、仪器设备和材料

（1）标本：患者标本、动物标本以及组织培养标本。

（2）材料：Hank's 液、氯仿、异戊醇、异丙醇、无水乙醇、75% 乙醇、无 RNase 的去离子水、SuperScript Ⅲ RT 逆转录试剂盒、标记笔、铅笔、记录本、one-step RT-PCR 试剂盒、PCR 扩增试剂盒、手术用乳胶手套、一次性反穿手术衣、工作服、废弃品收集袋、拧口冻存管、标签纸或预先标记好的标签纸（包括样本类型、样本标号、实验操作者和日期等）、手术用剪刀、棉球、吸水纸、肥皂、0.5% 次氯酸、新鲜制备的 2% 的戊二醛等消毒液。

（3）仪器：高速离心机、水浴锅、-20 ℃冰箱、PCR 仪、凝胶电泳仪和序列分析仪等。

7. 检测的环境条件

在标本中提取病毒 RNA 要求在 BSL-2 实验室操作，PCR 分型检测在专门 PCR 室操作。

8. 实验原理

从标本中提取病毒 RNA，逆转录为 cDNA，利用适当分型引物进行 PCR 扩增，琼脂糖凝胶电泳鉴定后，对 PCR 扩增阳性样本进行核酸序列分析，经序列比对后确定病毒型别。

9. 实验步骤

（1）cDNA 合成（使用 SuperScript Ⅲ RT 逆转录系统）。

以下步骤适用于总量 RNA 为 1 pg～5 μg。

1）使用之前将以下每一组分混匀并短暂离心，按照表 2-3-1 组分组成配置反应体系到 0.2 mL 或 0.5 mL 的管中混匀。

表 2-3-1　cDNA 逆转录预反应体系配制

组分	体积/μL
少于 5 μg 的总 RNA	n
50 ng/μL 随机引物	1
10 mM dNTP mix	1
加 DEPC 处理过的水至总体积	10

2）65 ℃孵育 5 min。

3）置于冰上至少 1 min。

4）在步骤 2）反应时，准备 cDNA 反应体系，依下表 2-3-2 加入各组分。

表2-3-2 cDNA逆转录反应体系配制

组分	1个反应体积/μL	10个反应体积/μL
10×RT 缓冲液	2	20
25 mM $MgCl_2$	4	40
0.1 M DTT	2	20
RNaseOUT™ (40 U/μL)	1	10
SuperScript Ⅲ RT (200 U/μL)	1	10
总体积	10	100

5）将步骤4）配制的 10 μL 的 cDNA 反应混合物混匀后加入到 RNA/引物混合物中，总反应体系为 20 μL，轻轻混匀，短暂离心收集可能存在管壁上的液滴。

6）25 ℃ 孵育 10 min，而后 50 ℃ 孵育 50 min。

7）85 ℃ 终止 5 min，置于冰上。

8）短暂离心收集反应物，每管加 1 μL RNase H 并于 37 ℃ 孵育 20 min。

9）整个反应体系即为 cDNA 混合物，可以置于 -20 ℃ 保存或用于 PCR 检测。

（2）PCR 核酸检测。

得到标本和对照样本 cDNA 后可以采用合适的引物进行 nested-PCR 分析检测，在检测过程中应引入空白对照。

核酸检测具体引物序列参见表2-3-3。

表2-3-3 克里米亚-刚果出血热病毒核酸检测分型引物

引物名称	序列（5′→3′）	备注	片段大小/bp
克里米亚-刚果出血热病毒 S 片段基因检测引物			
CCHFS 461-483 F/CSF1	GACATAGGTTTCCGTGTCAATGC	外侧引物	647
CCHFS 1107-1085 R/CSR1	GTGCTCAAGAGTGCCTTCTTCAT	外侧引物	
CCHFS 740-763 F/CSF2	GCACTTGTTGCAACAGGCCTTGC	内侧引物	243
CCHFS 982-960 R/CSR2	GCTGAAAGCAGTGTCAATCTGTG	内侧引物	
克里米亚-刚果出血热病毒 M 片段基因检测引物			
CCHFM 930-951 F/CMF1	CTGAAGGCCTGCTAGAGTGGT	外侧引物	495
CCHFM1424-1401R/CMR1	GTCCAAAGAGTAGTCACAGACATG	外侧引物	
CCHFM1021-1042 F/CMF2	CTGGGAAGGGTCACTT（C/T）AATG	内侧引物	202
CCHFM1222-1200R/CMR2	ACATTGATCAGCTGAAG（C/T）CCTGA	内侧引物	

1）第一轮 PCR：第一轮 PCR 的体系见表2-3-4。

表2-3-4 第一轮PCR的体系

试剂名称	体积/μL
10×缓冲液	5
dNTP（每种2.5 mM）	2
引物F1（1 μM）*	1
引物R1（1 μM）*	1
ddH$_2$O	38.5
cDNA模板	2.0
酶（4 U/μL）	0.5
总体系	50

注：*表示克里米亚-刚果出血热病毒核酸检测外侧引物。

第一轮PCR反应条件：首先94 ℃ 2 min；接着94 ℃ 30 s、55 ℃ 30 s、72 ℃ 1 min，扩增35循环；最后72 ℃延伸10 min。产物于4 ℃保存。

2）第二轮PCR：第二轮PCR的体系见表2-3-5。

表2-3-5 第二轮PCR的体系

试剂名称	体积/μL
10×缓冲液	5
dNTP	2
引物F2（10 μM）*	1
引物R2（10 μM）*	1
ddH$_2$O	38.5
1stPCR产物模板	2.0
酶（4 U/μL）	0.5
总体系	50

注：*表示克里米亚-刚果出血热病毒核酸检测内侧引物。

第二轮PCR反应条件：首先94 ℃ 2 min；接着94 ℃ 30 s、5 ℃ 30 s、72 ℃ 30 s，扩增35循环；最后72 ℃延伸10 min。产物于4 ℃保存。

3）PCR扩增反应结束后，在1%琼脂糖凝胶电泳分析。

(3) one-step RT-PCR核酸检测。

1）取2 μL RNA直接使用one-step RT-PCR试剂盒分别选取病毒特异性引物进行扩增，PCR引物序列参见表2-3-3，具体反应体系见表2-3-6。

表 2-3-6 one-step RT-PCR 的反应体系（25 μL）

试剂名称	体积/μL
one-step RT-PCR 缓冲液	5
dNTP mix（每种 10 mmol/L）	1
引物 F1 和 R1（10 μmol/L）	各 2
RNA	2
RNase free water	12
one-step RT-PCR Enzyme mix	1

反应条件：50 ℃ 30 min，95 ℃ 15 min；94 ℃ 30 s、55 ℃ 30 s、72 ℃ 45 s 35 循环，72 ℃ 延伸 10 min。2）PCR 扩增反应结束后，在 1% 琼脂糖凝胶电泳分析。

3）如果琼脂糖凝胶电泳分析结果阴性，进行 nested-PCR 第二轮扩增分析。

（4）琼脂糖凝胶电泳分析。

1）制备凝胶，按所分离的 DNA 分子的大小范围，称取适量的琼脂糖粉末，放到一锥形瓶中，加入适量的 1×TAE 电泳缓冲液。然后置微波炉加热至完全融化，冷却至 55 ℃，加入适量 GoldView（5 μL/100 μL），摇匀，倒入凝胶灌制槽内，插点样孔梳。

2）待胶凝固后，小心拔出梳子，放入加有足够电泳缓冲液的电泳槽中，缓冲液高出凝胶表面约 1 mm。

3）用适量的加样缓冲液制备 DNA 样品，将样品加入样品孔内。

4）接通电极，使 DNA 向阳极泳动，在 1～10 V/cm 凝胶的电压下进行电泳。

5）当加样缓冲液中的溴酚蓝迁移至足够分离 DNA 片段的距离时，关闭电源。

6）在紫外透射仪上观察结果，拍照。

7）PCR 扩增阳性样本进行核酸序列分析。

（5）测序样本的准备（MegaBace）。

PCR 扩增测序样品：使用模板和单一引物进行倍数式 PCR 扩增。

1）测序 PCR 反应体系如下：模板 200～300 ng，引物（1 μL），测序试剂 premix 8 μL，去离子水至总体积为 20 μL。

2）测序 PCR 反应条件：95 ℃ 变性 20 s，50 ℃ 退火 15 s；60 ℃ 延伸 1 min，共扩增 25～30 个循环。

（6）测序样品预处理。

1）醋酸铵沉淀测序样本的步骤如下：①每个 20 μL 反应体系分别加入 80 μL 水，再加入 1/10 体积（10 μL）7.5 M 的醋酸铵溶液；②再加入 2.5 倍体积（260 μL）无水乙醇混匀，−20 ℃ 沉淀 30 min；③4 ℃ 离心 20 min；④弃上清液；⑤用 500 μL 70% 乙醇洗涤 PCR 反应产物，室温或者 4 ℃ 离心 10 min；⑥弃上清液，自然风干或者真空抽干。

2）溶解：每个反应体系加入 10 μL MegaBace 上样缓冲液，振荡使 PCR 产物溶解，轻微离心，使溶液聚集于 96 孔上样板底部。

3）将样本上样到 MegaBace 测序仪进行序列测定。

（7）序列比对分析：将测序结果在 Ncbi-BLAST 进行比对分析，以确定病毒型别。

（8）实时定量 RT-PCR 法分型检测克里米亚-刚果出血热病毒核酸

1）核酸检测具体引物、探针序列参见表 2-3-7。

表 2-3-7　克里米亚-刚果出血热病毒引物、探针序列

病毒	引物/探针	序列（5′→3′）	荧光标记
CCHF	F	GCCGTTCAGGAATAGCACTTGT	
	R	TGTTATCATGCTGTCGGCRCT	
	P	CAACAGGCCTTGCYAAGCTYGCAGAGAC	CY5/BHQ2

2）实时荧光定量 RT-PCR 扩增。

实时荧光定量 RT-PCR 扩增反应配置体系，参考如下配置：RNA 模板 5 μL，酶 0.5 μL，缓冲液 12.5 μL，引物各 0.5 μL，探针各 0.25 μL，加水至总体积 25 μL。

推荐反应条件：首先 50 ℃ 30 min；接着 95 ℃ 2 min，95 ℃ 15 s、60 ℃ 30 s 反应 40 个循环。

3）结果判断：以荧光 PCR 反应的前 3～15 个循环的荧光信号作为本底信号，以本底信号标准差的 10 倍作为荧光阈值，标本扩增产生的荧光信号达到荧光阈值时所对应的循环数为循环阈值（Ct 值），以 Ct＜35 荧光信号数据线性化处理后对应循环数生成的曲线图成"S"形的标本，可判断为相应的里米亚-刚果出血热病毒核酸检测阳性。

4）意义：荧光定量 RT-PCR 是一种灵敏、特异、低污染的病毒 RNA 检测方法，可以定性或定量检测克里米亚-刚果出血热患者血清或动物、媒介标本中的病毒。阳性结果可以确诊相应病毒感染，可用于克里米亚-刚果出血热早期诊断，阴性结果不能排除诊断。

10. 记录格式

克里米亚-刚果出血热病毒核酸检测原始记录。

二、克里米亚-刚果出血热病毒细胞培养分离

1. 目的

利用敏感细胞或动物分离患者标本中克里米亚-刚果出血热病毒。

2. 适用范围

适用于实验室内患者或媒介生物标本的检测。

3. 职责

检测人员：负责按照本检测细则对被检测样品进行检测。

复核人员：负责对检测操作是否规范以及检测结果是否准确进行复核。

部门负责人：负责对科室综合管理和检测报告的审核。

4. 样品接收和准备

（1）核对被检患者的姓名、性别、年龄、编号及检测项目；核对被检样本的来源、

种类、编号、检测项目等。

（2）用于检测的待测样品不能及时检测的储存在 -70 ℃。

5. 仪器设备和材料

（1）标本：患者标本。

（2）实验器材：CO_2 培养箱、高速离心机、水浴锅、-20 ℃ 冰箱、PCR 仪、组织细胞研磨器、凝胶电泳仪、序列分析仪、荧光显微镜。培养基：Eagle's MEM、Hank's 液、3% 谷胺酰胺、7.5% $NaHCO_3$、小（或胎）牛血清、青霉素、链霉素和制霉菌素等。

（3）液体配制。

1）Eagle's MEM（维持液），包含 100 单位/mL 青霉素、100 μg/mL 链霉素、1% 谷胺酰胺、1% 小（或胎）牛血清、4%7.5% $NaHCO_3$。

2）Eagle's MEM（生长液），包含 100 单位/mL 青霉素、100 μg/mL 链霉素、1% 谷胺酰胺、10% 小（或胎）牛血清、4%7.5% $NaHCO_3$。

3）Hank's 液（细胞洗涤液），包含 100 单位/mL 青霉素、100 μg/mL 链霉素、4% 7.5% $NaHCO_3$。

6. 检测环境条件

所有实验必须在 ASL/BSL-3 实验室中进行，所有废弃物不得随意丢弃应严格按照有关传染病处理方法高压处理。

7. 实验原理

标本中病毒通过在敏感组织细胞中培养放大，有利于病毒的进一步分析与鉴定，BHK 或 VeroE6 细胞可以用来分离克里米亚-刚果出血热病毒。

8. 操作步骤

（1）标本处理。急性期患者血清：无菌采集发病 9 天内的急性期患者静脉血，分离血清，用细胞维持液按 1:10 进行稀释后用于细胞接种分离，在病毒细胞培养分离设置至少一个正常人血清，按同样比例稀释作为阴性对照。

（2）标本接种。按常规方法制备细胞单层，弃去营养液，每瓶加适量处理好的标本使之覆盖细胞表面，置 37 ℃ 吸附 1 h，然后再补加维持液继续培养 48 h 换液 1 次，而后视细胞维持液 pH 的变化，每 3～4 天换液 1 次，培养至第 5～7 天刮取少量细胞点抗原片，应用克里米亚-刚果出血热病毒特异性单克隆抗体进行免疫荧光检测，如果荧光检测阳性，则收集上清接种新鲜细胞进行病毒培养，确定；如果荧光检测为阴性，需要盲传 3 代。细胞均不产生细胞病变（CPE）。若知病毒是否繁殖，还需用免疫学和分子生物学技术进一步核实。

（3）病毒鉴定。

1）免疫荧光检测。取病变细胞制备抗原片，使用病毒特异性单克隆抗体进行免疫荧光检测，阳性者证明克里米亚-刚果出血热病毒存在。

2）病毒核酸序列分析。对于导致细胞病变的培养物应参照克里米亚-刚果出血热病毒核酸检测方法，提取核酸，进行序列分析，阳性者可以确定病毒遗传信息。

9. 结果判断

（1）如果经克里米亚-刚果出血热病毒特异性单克隆抗体检测用于分离病毒的细

胞呈荧光阳性说明标本感染有克里米亚-刚果出血热病毒。

（2）病毒的核酸序列分析可以确定病毒型别，确诊病毒感染。

（3）意义：病毒分离阳性结果，表明患者克里米亚-刚果出血热病毒感染。

10. 记录表式

克里米亚-刚果出血热病毒分离鉴定原始记录。

三、IgM 捕捉 ELISA 法（MacELISA）检测克里米亚-刚果出血热病毒 IgM 抗体

1. 目的

检测克里米亚-刚果出血热病毒 IgM 抗体。

2. 适用范围

适用于患者血清或血浆中克里米亚-刚果出血热病毒 IgM 抗体的快速检测。

3. 职责

检测人员：负责按照本检测细则对被检测样品进行检测。

复核人员：负责对检测操作是否规范以及检测结果是否准确进行复核。

部门负责人：负责对科室综合管理和检测报告的审核。

4. 样品接收和准备

（1）核对被检样品（血清或血浆）患者的姓名、性别、年龄、编号及检测项目等。

（2）用于检测的待测样品如不能及时检测储存于 -20 ℃。

5. 检测项目及参数

本方法检测项目为检测血清或血浆中克里米亚-刚果出血热病毒特异性 IgM 抗体

6. 检测仪器设备和材料

（1）抗人 IgM 抗体（μ 链）：用 pH 9.5 的包被液包被酶标板。

（2）对照阳性血清和阴性血清。

（3）冻干辣根过氧化物酶-病毒抗原标记物。

（4）冻干小牛血清。

（5）浓缩洗液 10×PBS-T（10 倍浓缩）：在 800 mL 蒸馏水中溶解 80 g NaCl、2 g KCl、14.4 g Na_2HPO_4、2.4 g KH_2PO_4、用 HCl 调节溶液的 pH 值至 7.4，加水定容至 1 L，高压蒸汽灭菌后，加入 0.5% 吐温 20，保存于室温。

（6）标本稀释液为含 5% 小牛血清原倍洗液。

（7）A/B 显色液和终止液。

（8）终止液：4 N H_2SO_4。

（9）酶标仪。

7. 检测的环境条件

生物安全二级实验室（BSL-2）中进行，灭活后样本在生物安全一级实验室（BSL-1）内进行。

8. 检测原理

本方法采用抗人 μ 链捕获人血清 IgM 抗体，加辣根过氧化物酶标记的病毒抗原物，用以检测出血热特异性 IgM 抗体。具有较高的敏感性、特异性和重复性。

9. 检验步骤

（1）冻干试剂先用相应量的去离子水溶解，然后临用前根据所需按工作浓度稀释使用，余下的放 -20 ℃ 保存。

（2）将待检血清用稀释液 100 倍稀释，加入已包被抗人 μ 链抗体的酶标板孔中，100 μL/孔，同时加入已 1∶10 稀释的阳性血清/阴性血清对照各 1 孔，100 μL/孔，置 37 ℃ 水浴孵育 1 h。

（3）弃去上清，用 PBS-T 漂洗 5 次，甩干。

（4）将冻干辣根过氧化物酶-病毒抗原标记物 1∶20 稀释后，加入反应板相应孔内，100 μL/孔，37 ℃ 水浴孵育 1 h。

（5）弃去酶标抗体，用洗涤液洗涤 6 次，甩干。

（6）加显色液：于各反应孔内加 A/B 液各 1 滴，37 ℃，避光 3～5 min。

（7）加终止液（4N H_2SO_4）于每反应孔，1 滴/孔。

10. 结果判断

（1）酶联免疫检测仪检测：于 450 nm（TMB）阳性对照孔 OD 值/阴性对照孔 OD 值，即 $P/N \geq 2.1$，对照成立；若待检血清孔 OD 值与阴性对照孔 OD 比值 ≥ 2.1，则标本为克里米亚-刚果出血热病毒 IgM 抗体阳性，反之为阴性。

注：阴性对照孔 OD 值小于 0.05 按 0.05 记，若大于 0.05 按实际数值计算。

（2）意义：阳性结果，表明患者新近克里米亚-刚果出血热病毒感染，用于出血热早期诊断。

11. 记录表式

克里米亚-刚果出血热病毒 IgM 抗体检测原始记录。

四、ELISA 检测克里米亚-刚果出血热病毒 IgG 抗体

1. 目的

检测克里米亚-刚果出血热病毒 IgG 抗体。

2. 适用范围

适用于患者血清或血浆中克里米亚-刚果出血热病毒 IgG 抗体的快速检测。

3. 职责

检测人员：负责按照本检测细则对被检测样品进行检测。

复核人员：负责对检测操作是否规范以及检测结果是否准确进行复核。

部门负责人：负责对科室综合管理和检测报告的审核。

4. 样品接收和准备

（1）核对被检样品（血清或血浆）患者的姓名、性别、年龄、编号及检测项目等。

（2）用于检测的待测样品如不能及时检测储存于 -20 ℃。

5. 检测项目及参数

本方法检测项目为检测血清或血浆中克里米亚-刚果出血热病毒特异性 IgG 抗体。

6. 试验材料

（1）抗原。

阳性抗原：采用重组表达纯化的克里米亚-刚果出血热病毒核蛋白抗原或 VeroE6 细胞感染克里米亚-刚果出血热病毒培养物为阳性抗原。

阴性抗原：其他无关抗原或未接种病毒的正常 VeroE6 细胞为阴性抗原对照。

（2）辣根过氧化物酶标记的抗人 IgG 抗体。

（3）缓冲液。包被液：pH 9.6 碳酸缓冲液。稀释液：pH 7.4 PBS（含 5% 脱脂奶）。洗涤液：pH 7.4 PBS-T（0.05% 吐温 20）。

（4）显色液：A/B 液。

（5）终止液：4N H_2SO_4。

（6）酶标板、酶标仪。

7. 检测步骤

（1）用包被液按工作浓度稀释抗原，100 μL/孔，4 ℃过夜。

（2）弃去包被液，用 PBS-T 重复洗涤 3～5 次，甩干。

（3）将待检血清用稀释液从 1∶100 开始作 2 或 4 倍连续稀释，加入抗原孔，100 μL/孔，同时设阳性、阴性对照，37 ℃水浴 1 h。

（4）弃去血清，用洗涤液洗涤 5～6 次。

（5）加酶结合物，用稀释液按工作浓度稀释，100 μL/孔，37 ℃水浴 1 h。

（6）弃去酶标抗体，用洗涤液洗涤 6 次，甩干。

（7）加显色液：于各反应孔内加 A/B 液各 1 滴，37 ℃，避光 3～5 min。

（8）加终止液于每反应孔，100 μL/孔。

8. 结果判断

于 450 nm（TMB）阳性对照孔 *OD* 值/阴性对照孔 *OD* 值，即 *P/N* ≥2.1，对照成立；若待检血清孔 *OD* 值与阴性对照孔 *OD* 比值≥2.1，则标本为克里米亚-刚果出血热病毒 IgG 抗体阳性，反之阴性。

注：阴性对照孔 *OD* 值小于 0.05 按 0.05 记，若大于 0.05 按实际数值计算。

五、免疫荧光法（IFA）检测克里米亚-刚果出血热病毒 IgG 抗体

1. 目的

检测克里米亚-刚果出血热病毒 IgG 抗体。

2. 适用范围

适用于血清或血浆中克里米亚-刚果出血热病毒 IgG 抗体的快速检测。

3. 职责

检测人员：负责按照本检测细则对被检测样品进行检测。

复核人员：负责对检测操作是否规范以及检测结果是否准确进行复核。

部门负责人：负责对科室综合管理和检测报告的审核。

4. 样品接收和准备

（1）核对被检样品患者的姓名、性别、年龄、编号及检测项目等。

（2）用于检测的待测样品，储存于 –20 ℃。

5. 检测项目及参数

本方法检测项目为检测血清或血浆中克里米亚 – 刚果出血热病毒特异性 IgG 抗体。

6. 检测仪器设备和材料

（1）抗原片：克里米亚 – 刚果出血热病毒毒标准毒株感染 VeroE6 细胞制备抗原片，应用重组表达病毒核蛋白或糖蛋白的细胞系制备抗原片，低温干燥保存。

（2）阳、阴性对照：单克隆抗体或确诊阳性患者恢复期血清（阳性对照）、阴性血清。

（3）羊抗人（或兔抗人）IgG 荧光抗体。

（4）常用稀释液：pH 7.4 PBS、伊文思兰等。

（5）荧光显微镜。

7. 检测的环境条件

生物安全二级实验室（BSL-2）中进行，样本灭活后可在生物安全一级实验室（BSL-1）内进行。

8. 检验步骤

（1）用 pH 7.4 的 0.02 mol/L PBS 稀释待检血清，从 1∶20 开始做 2 倍或 4 倍连续稀释至需要的稀释度。

（2）取出抗原片，用蒸馏水漂洗后，冷风吹干。

（3）用加样器依次从高稀释度到低稀释度逐个加入已稀释的待检血清，加入量以覆盖细胞抗原面为准（若为双份血清，最好上排为急性期血清，下排为恢复期血清），在 37 ℃ 水浴箱湿盒孵育 30～40 min（每次试验同时设阳性、阴性对照）。

（4）用 PBS 震荡洗涤 3 次，每次 5 min，再用蒸馏水洗涤 1 次脱盐，冷风吹干。

（5）用含 1∶3 万伊文思兰的 PBS 按工作浓度稀释荧光结合物，滴加各孔（以覆盖细胞抗原面为准），在 37 ℃ 水浴箱湿盒孵育 30 min，然后同步骤（4）洗涤、漂洗、吹干。

（6）荧光显微镜观察结果。

9. 结果判断

（1）根据特异性荧光颗粒多少、荧光亮度、阳性细胞在细胞总数中所占比例，可将免疫荧光反应大致区分为 1～4 个 "＋"。可参考阳性细胞数：＜25% 为 "＋"，25%～50% 为 "＋＋"，51%～75% 为 "＋＋＋"，＞75% 为 "＋＋＋＋"；无特异性荧光者为 "–"（阴性）。检测抗体滴度时，以能观察到明显特异性荧光反应（＞"＋"）最高血清稀释度的倒数表示。

（2）意义：阳性结果，表明曾受到克里米亚-刚果出血热病毒感染，>1：20 有诊断参考意义；恢复期血清抗体滴度比急性期抗体滴度有 4 倍或 4 倍以上升高则可确诊。

10. 记录表式

克里米亚-刚果出血热病毒 IgG 抗体检测原始记录。

（王世文　李建东　赵卓）

第四章 登革病毒

第一节 基本特征

一、病原学特征

登革热是由登革病毒引起、经伊蚊传播的一种急性传染病，传播迅猛，是热带、亚热带地区非常严重的公共卫生问题，《中华人民共和国传染病防治法》规定为乙类传染病。

登革病毒呈球形，直径 37～50 nm。成熟的病毒颗粒含有具感染性的单股正链 RNA，它与衣壳蛋白（C）构成毒粒的核衣壳，直径约 30 nm，近似二十面体对称。核衣壳外面包有约 10 nm 厚的脂质双层膜，膜内镶嵌着包膜糖蛋白（E），包膜糖蛋白的大部分位于包膜的外表面，形成 5～10 nm 的许多个小突起。另外膜上还有一种分子量较小的非糖基化膜蛋白（M）。

登革病毒属于黄病毒科黄病毒属，依抗原性不同分为 1～4 型，不同血清型病毒可在一个地区交替流行，增加重症登革热发生的概率，使病死率增高。病毒自然宿主为人和灵长类动物，主要传播媒介为埃及伊蚊和白纹伊蚊。在城市型疫区，病毒在人－伊蚊间循环；在东南亚和西非的丛林型疫区，病毒可在非人灵长类－蚊间循环。2013 年，在马来西亚发现了新的第 5 型登革病毒，但尚未发现人感染第 5 型病毒，其公共卫生学意义有待证实。

登革病毒对热敏感，56 ℃ 30 min 可灭活，对紫外线、0.05% 福尔马林、高锰酸钾、龙胆紫敏感，脂溶剂，如乙醚、氯仿和去氧胆酸钠等可灭活病毒。

二、流行病学特征

登革热患者、感染者是本病的传染源和宿主，传播媒介主要是埃及伊蚊（Aedesae-gypti）和白纹伊蚊（Ae. albopictus）。人群对登革病毒普遍易感，但感染后并非人人发病，儿童症状较成人轻。一种血清型病毒感染后可获得对同型病毒的终生免疫，但对其他型感染只有短期的保护，并可能使异型病毒感染病情加重。婴儿的胎传或既往感染所产生的异型登革病毒抗体是发生重症登革热的危险因素。不同地区的病毒株，患者年龄、性别和人类遗传易感性对发生重症登革热有一定影响。

据 WHO 统计，全球约 25 亿人受到登革病毒感染的威胁，涉及 100 多个国家和地区，是热带和亚热带地区严重的公共卫生问题。随着全球气候变暖的总体趋势，登革热威胁呈现日益扩大趋势，发病率快速上升，在过去 50 年里，全球报告发病数增加 30 倍。据数学模型估计，每年发病数可达 3.9 亿，是世界卫生组织估计发病数的 3 倍。东南亚一些国家的登革热流行呈现出 2～5 年周期性。在非洲 4 个型登革病毒均呈地方性流行，灵长类动物间和人间均有流行。自 1977 年起，4 个血清型的登革病毒相继输入美洲的热带和亚热带地区并建立本地循环。自 1981 年起，登革病毒周期性地输入太平洋地区和澳大利亚。到 20 世纪 90 年代后期，2 个或 2 个以上血清型登革病毒在加勒比海和拉丁美洲呈地方性或周期性流行。阿拉伯半岛也有少量的登革热病例和登革出血热病例报告。

在我国，登革样疾病流行可追溯到 1873 年，当时厦门地区 75% 以上的人发病。但首次实验室确诊的登革热暴发流行发生在 1978 年，广东省发生 4 型登革病毒引发的登革热暴发流行，当年报告病例 2 万余例。之后 10 年中，有 6 年全国年报告发病数超万例，其中 1980 年达 40 余万例，主要在广东、广西、海南等地流行。到 1985 年，4 个血清型登革病毒均在我国出现，并引起流行。20 世纪 90 年代以来，本病在我国南方地区，多为输入性病例引起的散发或小规模暴发流行，是否形成登革病毒本地循环的疫源地尚待证实。2014 年，以广东为主的我国南方地区登革热疫情发生较大规模暴发，报告病例数为 1988 年以来报告发病数最多的年份。

三、临床表现

登革病毒感染可表现为无症状隐性感染、非重症感染及重症感染等。登革热是一种全身性疾病，临床表现复杂多样。按 WHO 分型标准，将登革热分为典型登革热、登革出血热和登革休克综合征 3 种临床类型。潜伏期 3～14 天，通常为 4～8 天。急性发热期一般持续 2～7 天。患者通常急性起病，首发症状为发热，可伴畏寒，24 h 内体温可达 40 ℃。部分病例发热 3～5 天后体温降至正常，1～3 天后再度上升，称为双峰热型。发热时可伴头痛，全身肌肉、骨骼和关节疼痛，明显乏力，并可出现恶心、呕吐、腹痛、腹泻等胃肠道症状。极期通常出现在疾病的第 3～8 天。出现腹部剧痛、持续呕吐等重症预警指征往往提示极期的开始。部分患者高热持续不缓解，或退热后病情加重，可因毛细血管通透性增加导致明显的血浆渗漏，严重者可发生休克及其他重要脏器损伤等。极期后的 2～3 天，患者病情好转，胃肠道症状减轻，进入恢复期。部分患者可见针尖样出血点，下肢多见，可有皮肤瘙痒。白细胞计数开始上升，血小板计数逐渐恢复。

四、实验室检测

依据患者的流行病学资料、临床表现及实验室检查结果进行综合判断。实验室检测方法可分为血清学和病原学两类。

血清学检测：应用 ELISA 方法、免疫层析方法从患者急性期血样本中检测特异性 IgM 抗体；用 ELISA 方法、血凝抑制法（HI）、免疫荧光法（FA/IFA）、中和试验（NT）方法检测患者血清中的登革病毒特异性抗体，如恢复期血清特异性 IgG 抗体滴度比急性期有 4 倍以上升高，则可确诊。血清学检测需排除其他黄病毒的交叉免疫反应。

病原学检测：①登革病毒 NS1 抗原检测。从患者急性期血样本中检出登革病毒 NS1 抗原，检测方法主要为 ELISA 方法和胶体金方法，可以确诊。②从患者标本中检出病毒 RNA，可确诊并可分型。核酸检测阴性不能排除登革病毒感染。③从患者标本中（急性期血清、血细胞或组织）用 C6/36 细胞或其他敏感细胞进行病毒分离，分离到登革病毒，则可确诊。

五、预防和治疗措施

地方性流行区或可能流行地区要做好登革热疫情监测预报工作，早发现、早诊断，及时隔离治疗。同时尽快进行特异性实验室检查，识别轻型患者，加强国境卫生检疫。防蚊、灭蚊是预防本病的根本措施，改善卫生环境，消灭伊蚊滋生地，喷洒杀蚊剂消灭成蚊。疫苗预防接种处于研究试验阶段，尚未能推广使用。登革热无特殊治疗药物，主要采取支持及对症治疗。

参考文献

［1］中华人民共和国卫生部. 登革热诊断标准（WS 216—2008）［S］. 北京：人民卫生出版社，2008.

［2］卫生部疾病预防控制局. 登革热防治手册［M］. 北京：人民卫生出版社，2008.

［3］刘克洲. 人类病毒性疾病［M］. 北京：人民卫生出版社，2016.

［4］毛祥华、张再兴. 中国登革热的流行现状［J］. 中国病原生物学杂志，2007，2（5）.

（李建东　张洁　王作艦　姚文清）

第二节　检　测　技　术

一、登革病毒核酸检测及型别鉴定

1. 目的
登革病毒核酸的提取及 PCR 分型检测。

2. 适用范围
适用于患者、宿主动物标本、组织培养物的分型检测。

3. 职责

检测人员：负责按照本检测细则对被检测样品进行检测。

复核人员：负责对检测操作是否规范以及检测结果是否准确进行复核。

部门负责人：负责对科室综合管理和检测报告的审核。

4. 样品接收和准备

（1）核对被检患者的姓名、性别、年龄、编号及检测项目，核对被检样本的来源、种类、编号、检测项目等。

（2）用于检测的待测样品如不能及时检测储存于 -70 ℃。

5. 检测项目及参数

本方法检测项目为标本中病毒核酸的分型检测。

6. 检测试剂、仪器设备和材料

（1）标本：患者标本、动物标本以及组织培养标本。

（2）材料：Hank's 液、氯仿、异戊醇、异丙醇、无水乙醇、75% 乙醇、无 RNase 的去离子水、SuperScript Ⅲ RT 逆转录试剂盒、标记笔、铅笔、记录本、one-step RT-PCR 试剂盒、PCR 扩增试剂盒、手术用乳胶手套、一次性反穿手术衣、工作服、废弃品收集袋、拧口冻存管、标签纸或预先标记好的标签纸（包括样本类型、样本标号、实验操作者和日期等）、手术用剪刀、棉球、吸水纸、肥皂、0.5% 次氯酸、新鲜制备的 2% 的戊二醛等消毒液。

（3）仪器：高速离心机、水浴锅、-20 ℃ 冰箱、PCR 仪、凝胶电泳仪和序列分析仪等。

7. 检测的环境条件

在标本中提取病毒 RNA 要求在 BSL-2 实验室操作，PCR 分型检测在专门 PCR 室操作。

8. 实验原理

从标本中提取病毒 RNA，逆转录为 cDNA，利用适当分型引物进行 PCR 扩增，琼脂糖凝胶电泳鉴定后，对 PCR 扩增阳性样本进行核酸序列分析，经序列比对后确定病毒型别。

9. 实验步骤

（1）cDNA 合成（使用 SuperScript Ⅲ RT 逆转录系统）。

以下步骤适用于总量 RNA 为 1 pg ~ 5 μg。

1）使用之前将以下每一组分混匀并短暂离心，按照表 4-2-1 组分组成配置反应体系到 0.2 mL 或 0.5 mL 的管中混匀。

表 4-2-1　cDNA 逆转录预反应体系配制

组分	体积/μL
少于 5 μg 的总 RNA	n
50 ng/μL 随机引物	1
10 mM dNTP mix	1
加 DEPC 处理过的水总体积	10

2) 65 ℃孵育 5 min。
3) 置于冰上至少 1 min。
4) 在步骤 2) 反应间,准备 cDNA 反应体系,依下表 4-2-2 加入各组分。

表 4-2-2 cDNA 逆转录反应体系配制

组分	1 个反应体积/μL	10 个反应体积/μL
10×RT 缓冲液	2	20
25 mM MgCl$_2$	4	40
0.1 M DTT	2	20
RNaseOUT™ (40 U/μL)	1	10
SuperScript Ⅲ RT (200 U/μL)	1	10
总体积	10	100

5) 将步骤 4) 配制的 10 μL 的 cDNA 反应混合物混匀后加入到步骤 3) 的反应体系中,总反应体系为 20 μL,轻轻混匀,短暂离心收集可能存在管壁上的液滴。
6) 25 ℃孵育 10 min,而后 50 ℃孵育 50 min。
7) 85 ℃终止 5 min,置于冰上。
8) 短暂离心收集反应物,每管加 1 μL RNase H 并于 37 ℃孵育 20 min。
9) 整个反应体系即为 cDNA 混合物,可以置于 -20 ℃保存或用于 PCR 检测。

(2) PCR 核酸检测。

得到标本和对照样本 cDNA 后可以采用合适的引物进行 nested-PCR 分析检测,在检测过程中应引入空白对照。

核酸检测具体引物序列参见表 4-2-3。

表 4-2-3 登革病毒核酸检测分型引物

登革病毒核酸 RT-PCR 检测引物 1

名称	序列 (5′→3′)	片段大小/bp	型特异性
FLAVF1	CACGGAACTCCACCCATGAGATGT	991	通用
FLAVR1	GTGTCCCAGCCTGCTGTGTCATC		通用
DEN1	CATGGGCCTATCATGGATCA	541 (DEN1 + FLAVR1)	DEN-1
DEN2	CGGAAGCGGAACCCGTAACA	675 (DEN2 + FLAVR1)	DEN-2
DEN3	GCGGAGTGGCTTTGGAGGAC	323 (DEN3 + FLAVR1)	DEN-3
DEN4	CAGTCTTTCAGGAAGAACAGGG	229 (DEN4 + FLAVR1)	DEN-4

登革病毒核酸 RT-PCR 检测引物 2

名称	序列（5′→3′）	片段大小/bp	型特异性
D1	TCAATATGCTAAAACGCGCGAGAAACCG		通用
D2	TTGCACCAACAGTCAATGTCTTCAGGTTC	511	通用
TS1	CGTCTCAGTGATCCGGGGG	482（D1 + TS1）	DEN - 1
TS2	CGCCACAAGGGCCATGAACAG	119（D1 + TS2）	DEN - 2
TS3	TAACATCATCATGAGACAGAGC	290（D1 + TS3）	DEN - 3
TS4	TGTTGTCTTAAACAAGAGAGGTC	392（D1 + TS4）	DEN - 4

1）第一轮 PCR：第一轮 PCR 的体系见表 4-2-4。

表 4-2-4　第一轮 PCR 的体系

试剂名称	体积/μL
10×缓冲液	5
dNTP（每种 2.5 mM）	2
引物 F1（1 μM）*	1
引物 R1（1 μM）*	1
ddH$_2$O	38.5
cDNA 模板	2.0
酶（4 U/μL）	0.5
总体系	50

注：*表示登革病毒核酸检测通用引物。

第一轮 PCR 反应条件：首先 94 ℃ 2 min；接着 94 ℃ 30 s、55 ℃ 30 s、72 ℃ 1 min，扩增 35 循环；最后 72 ℃ 延伸 10 min。产物于 4 ℃ 保存。

2）第二轮 PCR：第二轮 PCR 的体系见表 4-2-5。

表 4-2-5　第二轮 PCR 的体系

试剂名称	体积/μL
10×缓冲液	5
dNTP	2
引物 F2（10 μM）*	1
引物 R2（10 μM）*	1
ddH$_2$O	38.5
1stPCR 产物模板	2.0
酶（4 U/μL）	0.5
总体系	50

注：*表示登革病毒核酸检测分型引物。

第二轮 PCR 反应条件：首先 94 ℃ 2 min；接着 94 ℃ 30 s、5 ℃ 30 s、72 ℃ 30 s，扩增 35 循环；最后 72 ℃ 延伸 10 min。产物于 4 ℃ 保存。

3) PCR 扩增反应结束后，在 1% 琼脂糖凝胶电泳分析。

(3) one-step RT-PCR 核酸检测。

1) 取 2 μL RNA 直接使用 one-step RT-PCR 试剂盒分别选取病毒特异性引物进行扩增，PCR 引物序列参见表 4-2-3，具体反应体系见表 4-2-6。

表 4-2-6 one-step RT-PCR 的反应体系（25 μL）

试剂名称	体积/μL
one-step RT-PCR 缓冲液	5
dNTP mix（每种 10 mmol/L）	1
引物 F1 和 R1（10 μmol/L）	各 2
RNA	2
RNase free water	12
one-step RT-PCR Enzyme mix	1

反应条件：50 ℃ 30 min，95 ℃ 15 min；94 ℃ 30 s，55 ℃ 30 s，72 ℃ 45 s，35 个循环，72 ℃ 延伸 10 min。2) PCR 扩增反应结束后，在 1% 琼脂糖凝胶电泳分析。

3) 如果琼脂糖凝胶电泳分析结果阴性，进行 nested-PCR 第二轮扩增分析。

(4) 琼脂糖凝胶电泳分析。

1) 制备凝胶，按所分离的 DNA 分子的大小范围，称取适量的琼脂糖粉末，放到一锥形瓶中，加入适量的 1×TAE 电泳缓冲液。然后置微波炉加热至完全融化，冷却至 55 ℃，加入适量 GoldView（5 μL/100 μL），摇匀，倒入凝胶灌制槽内，插上样品梳。

2) 待胶凝固后，小心拔出梳子，放入加有足够电泳缓冲液的电泳槽中，缓冲液高出凝胶表面约 1mm。

3) 用适量的加样缓冲液制备 DNA 样品，将样品加入样品孔内。

4) 接通电极，使 DNA 向阳极泳动，在 1～10V/cm 凝胶的电压下进行电泳。

5) 当加样缓冲液中的溴酚蓝迁移至足够分离 DNA 片段的距离时，关闭电源。

6) 在紫外透射仪上观察结果，拍照。

7) PCR 扩增阳性样本进行如下核酸序列分析。

(5) 测序样本的准备（MegaBace）。

PCR 扩增测序样品：使用模板和单一引物进行倍数式 PCR 扩增。

1) 测序 PCR 反应体系如下：模板 200～300 ng，引物（1 μL），测序试剂 premix 8 μL，去离子水至总体积为 20 μL。

2) 测序 PCR 反应条件：95 ℃ 变性 20 s，50 ℃ 退火 15 s；60 ℃ 延伸 1 min，共扩增 25～30 个循环。

(6) 测序样品预处理。

1) 醋酸铵沉淀测序样本的步骤如下。①每个 20 μL 反应体系分别加入 80 μL 水，再加入 1/10 体积（10 μL）7.5 M 的醋酸铵溶液；②再加入 2.5 倍体积（260 μL）无水乙醇混匀，-20 ℃沉淀 30 min；③4 ℃离心 20 min；④弃上清液；⑤用 500 μL 70%乙醇洗涤 PCR 反应产物，室温或者 4 ℃离心 10 min；⑥弃上清液，自然风干或者真空抽干。

2）溶解：每个反应体系加入 10 μL MegaBace 上样缓冲液，振荡使 PCR 产物溶解，轻微离心，使溶液聚集于 96 孔上样板底部。

3）将样本上样到 MegaBace 测序仪进行序列测定。

（7）序列比对分析：将测序结果在 Ncbi-BLAST 进行比对分析，以确定病毒型别。

（8）实时定量 RT-PCR 法分型检测登革病毒核酸。

1）核酸检测具体引物、探针序列参见表 4-2-7。

表 4-2-7 登革病毒引物、探针序列

病毒	引物/探针	序列（5′→3′）	荧光标记
DEN-1	F	CAAAAGGAAGTCGTGCAATA	FAM/BHQ-1
	R	CTGAGTGAATTCTCTCTACTGAACC	
	P	CATGTGGTTGGGAGCACGC	
DEN-2	F	CAGGTTATGGCACTGTCACGAT	HEX/BHQ-1
	R	CCATCTGCAGCAACACCATCTC	
	P	CTCTCCGAGAACAGGCCTCGACTTCAA	
DEN-3	F	GGACTGGACACACGCACTCA	TesasRed/BHQ-2
	R	CATGTCTCTACCTTCTCGACTTGTCT	
	P	ACCTGGATGTCGGCTGAAGGAGCTTG	
DEN-4	F	TTGTCCTAATGATGCTGGTCG	Cy5/BHQ-3
	R	TCCACCTGAGACTCCTTCCA	
	P	TTCCTACTCCTACGCATCGCATTCCG	

2）实时荧光定量 RT-PCR 扩增。实时荧光定量 RT-PCR 扩增反应配置体系，参考如下配置：RNA 模板 5 μL，酶 0.5 μL，缓冲液 12.5 μL，引物各 0.5 μL，探针各 0.25 μL，加水至总体积 25 μL。

推荐反应条件：首先 50 ℃ 30 min；接着 95 ℃ 2 min，95 ℃ 15 s、60 ℃ 30 s 反应 40 个循环。

3）结果判断：以荧光 PCR 反应的前 3~15 个循环的荧光信号作为本底信号，以本底信号标准差的 10 倍作为荧光阈值，标本扩增产生的荧光信号达到荧光阈值时所对应的循环数为循环阈值（Ct 值），以 $Ct<35$ 荧光信号数据线性化处理后对应循环数生成的曲线图成"S"形的标本，可判断为相应的登革病毒核酸检测阳性。

4）意义：荧光定量 RT-PCR 是一种灵敏、特异、低污染的病毒 RNA 检测方法，可以定性或定量检测登革热患者血清或动物、媒介标本中的病毒。阳性结果可以确诊相应病毒感染，可用于登革热早期诊断，阴性结果不能排除诊断。

10. 支持文件

登革热诊断标准（WS 216—2008）、登革热防治手册、登革热监测方案。

11. 记录格式

登革病毒核酸检测原始记录。

二、登革病毒细胞培养分离

1. 目的

用于患者急性期血液样本中登革病毒细胞培养分离。

2. 适用范围

适用于实验室内患者标本的检测。

3. 职责

检测人员：负责按照本检测细则对被检测样品进行检测。

复核人员：负责对检测操作是否规范以及检测结果是否准确进行复核。

部门负责人：负责对科室综合管理和检测报告的审核。

4. 样品接收和准备

（1）核对被检患者的姓名、性别、年龄、编号及检测项目；核对被检样本的来源、种类、编号、检测项目等。

（2）用于检测的待测样品不能及时检测的储存于 -70 ℃。

5. 仪器设备和材料

（1）标本：患者标本。

（2）实验器材：CO_2 培养箱、高速离心机、水浴锅、-20 ℃ 冰箱、PCR 仪、组织细胞研磨器、凝胶电泳仪、序列分析仪、荧光显微镜。培养基：Eagle's MEM、Hank's 液、3% 谷胺酰胺、7.5% $NaHCO_3$、小（或胎）牛血清、青霉素、链霉素和制霉菌素、C6/36、BHK21 或 VERO 等。

（3）液体配制。

1）Eagle's MEM（维持液），包含 100 单位/mL 青霉素、100 μg/mL 链霉素、1% 谷胺酰胺、1% 小（或胎）牛血清、4% 7.5% $NaHCO_3$。

2）Eagle's MEM（生长液），包含 100 单位/mL 青霉素、100 μg/mL 链霉素、1% 谷胺酰胺、10% 小（或胎）牛血清、4% 7.5% $NaHCO_3$。

3）Hank's 液（细胞洗涤液），包含 100 单位/mL 青霉素、100 μg/mL 链霉素、4% 7.5% $NaHCO_3$。

6. 检测的环境条件

通过细胞培养从标本中分离登革病毒的实验操作要求在 BSL-2 实验室进行。

7. 操作步骤

（1）标本处理。无菌采集发病后 5 日内登革热患者静脉血，分离血清，用细胞维持液按 1∶10 进行稀释后用于细胞接种分离，在病毒细胞培养分离设置至少一个正常人血清，按同样比例稀释作为阴性对照。

（2）细胞接种。

1）将 24 孔细胞培养板长成单层的 C6/36、BHK21 细胞上清弃掉用无菌 Hank's 液洗涤 2 次，每次 1～2 mL。

2）1∶10 稀释的患者血清标本 0.1 mL 接种 24 孔细胞培养板长成单层的 C6/36、BHK21 或 VERO，在 37 ℃（C6/36 细胞为 28 ℃）CO_2 温箱吸附 1 h 后，加入 Eagles 维持液 1 mL，再 37 ℃（C6/36 细胞为 28 ℃）培养，每天观察细胞病变情况，7 天以后，若细胞出现膨大至融合、折光度增强、颗粒增多等现象，取细胞悬液 0.5 mL 进行传代，仍出现病变者应保存毒种进行鉴定，若 7 天后细胞不出现病变，需盲传 3 代，仍不出现病变者用间接免疫荧光实验或其他抗原检测方法作进一步检查，阴性者做出阴性报告，所有实验材料都按感染性废物，高压处理。

（3）病毒鉴定。

1）免疫荧光检测：取病变细胞制备抗原片，使用单克隆抗体进行免疫荧光检测，阳性者证明登革病毒存在。

2）病毒核酸序列分析：对于导致细胞病变的培养物应参照登革病毒核酸检测方法，提取核酸，进行序列分析，阳性者可以确定病毒型别。

（4）废弃物处理。

所有实验用品都应严格按照有关实验室安全管理条例处理方法高压处理，所有液体废弃物和细胞培养物应化学消毒后置于密闭容器中，严格按照有关实验室安全管理条例处理方法高压处理。

8. 结果判断

（1）如果经登革病毒特异性单克隆抗体检测免疫荧光阳性说明标本感染有登革病毒。

（2）分离病毒的核酸序列分析可以确定病毒型别。

（3）意义：病毒分离阳性结果，表明患者登革病毒感染。

11. 支持文件

登革热诊断标准（WS 216—2008）、登革热防治手册。

12. 记录表式

登革病毒分离原始记录。

三、IgM 捕捉 MacELISA 法检测登革病毒 IgM 抗体

1. 目的

MacELISA 法检测抗登革病毒 IgM 抗体。

2. 适用范围

适用于血清或血浆中登革热病毒特异性 IgM 抗体的快速检测。

3. 职责

检测人员：负责按照本检测细则对被检测样品进行检测。

复核人员：负责对检测操作是否规范以及检测结果是否准确进行复核。

部门负责人：负责对科室综合管理和检测报告的审核。

4. 样品接收和准备

（1）核对被检样品（血清或血浆）患者的姓名、性别、年龄、编号及检测项目等。

（2）用于检测的待测样品，储存于 -20 ℃。

5. 检测项目及参数

本方法检测项目为检测血清或血浆中抗登革热病毒 IgM 抗体。

6. 检测仪器设备和材料

（1）抗原。阳性抗原：采用 C6/36 细胞感染登革病毒培养物为阳性抗原或其他纯化的重组表达病毒抗原。阴性抗原：未接种病毒的正常 C6/36 细胞为阴性抗原对照或其他无关抗原。

（2）抗人 IgM（μ链）单克隆抗体或多克隆抗体。

（3）登革病毒 IgM 阳性、阴性对照血清。

（4）辣根过氧化物酶标记的抗人 IgG 抗体。

（5）缓冲液。包被液：pH 9.6 碳酸缓冲液。洗涤液：pH 7.4 PBS-T（0.05% 吐温 20）。稀释液：pH 7.4 PBS（5% 牛血清）。封闭液：pH 7.4 PBS（1% 牛血清白蛋白）。

（6）显色液：A/B 液。

（7）终止液：4 N H_2SO_4。

（8）酶标板、酶标仪。

7. 检测步骤

（1）用稀释液按效价稀释抗人 μ 链单克隆抗体，100 μL/孔，加盖，4 ℃ 过夜。

（2）弃去抗人 μ 链，用洗涤液重复洗 3 次，甩干，加封闭液，100 μL/孔，置 37 ℃ 水浴孵育 2 h。

（3）弃封闭液，用洗涤液重复洗 3 次，甩干。

（4）将待检血清用稀释液从 1：10 开始作 2 或 4 倍连续稀释，加入酶标板孔中，100 μL/孔，同时加入已 1：10 稀释的阳性血清、阴性血清对照各 4 孔，100 μL/孔，置 37 ℃ 水浴孵育 2 h。

（5）弃去血清，用洗涤液重复洗 3 次，甩干，分别加 4 个型 DV 抗原及阴性抗原对照，100 μL/孔，4 ℃ 过夜。

（6）弃抗原，用洗涤液重复洗 3 次，甩干，加用稀释液稀释至工作浓度的相应的登革热酶标单克隆抗体，正常抗原加 4 个型混合的酶标单克隆抗体，100 μL/孔，37 ℃ 水浴 2 h。

（7）弃去标记物，用洗涤液重复洗 3 次，甩干，于各反应孔内加 A/B 液各 1 滴，37 ℃，避光 3～5 min。

（8）加终止液于每反应孔，1 滴/孔。

8. 结果判断

（1）于 450 nm（TMB）阳性对照孔 OD 值/阴性对照孔 OD 值，即 $P/N \geq 2.1$，对照成立；若待检血清孔 OD 值与阴性对照孔 OD 比值 ≥ 2.1，则标本为登革热 IgM 抗体阳性，反之为阴性。

注：阴性对照孔 OD 值小于 0.05 按 0.05 记，若大于 0.05 按实际数值计算。

（2）意义：阳性结果，表明患者新近 DV 感染，用于登革热早期诊断。

9. 支持文件

登革热诊断标准（WS 216—2008）、登革热防治手册、登革热监测方案。

10. 记录表式

登革热病毒特异性 IgM 抗体检测原始记录。

四、ELISA 检测登革病毒 IgG 抗体

1. 目的

ELISA 法检测抗登革病毒 IgG 抗体。

2. 适用范围

适用于血清或血浆中登革热病毒特异性 IgG 抗体的快速检测。

3. 职责

检测人员：负责按照本检测细则对被检测样品进行检测。

复核人员：负责对检测操作是否规范以及检测结果是否准确进行复核。

部门负责人：负责对科室综合管理和检测报告的审核。

4. 样品接收和准备

（1）核对被检样品（血清或血浆）患者的姓名、性别、年龄、编号及检测项目等。

（2）用于检测的待测样品，储存于 -20 ℃。

5. 检测项目及参数

本方法检测项目为检测血清或血浆中抗登革热病毒 IgG 抗体。

6. 检测仪器设备和材料

（1）抗原。

阳性抗原：采用 C6/36 细胞感染登革病毒培养物为阳性抗原或其他纯化的重组表达病毒抗原。

阴性抗原：未接种病毒的正常 C6/36 细胞为阴性抗原对照或其他无关抗原。

（2）辣根过氧化物酶标记的抗人 IgG 抗体。

（3）缓冲液。包被液：pH 9.6 碳酸缓冲液。稀释液：pH 7.4 PBS（含 5% 脱脂奶）。洗涤液：pH 7.4 PBS-T（0.05% 吐温 20）。

（4）显色液：A/B 液。

（5）终止液：4 N H_2SO_4。

（6）酶标板、酶标仪。

7. 检测步骤

（1）用包被液按工作浓度稀释抗原，100 μL/孔，4 ℃ 过夜。

(2) 弃去包被液，用 PBS-T 重复洗涤 3～5 次，甩干。

(3) 将待检血清用稀释液从 1∶100 开始作 2 或 4 倍连续稀释，加入抗原孔，100 μL/孔，同时设阳性、阴性对照，37 ℃水浴 1 h。

(4) 弃去血清，用洗涤液洗涤 5～6 次。

(5) 加酶结合物，用稀释液按工作浓度稀释，100 μL/孔，37 ℃水浴 1 h。

(6) 弃去酶标抗体，用洗涤液洗涤 6 次，甩干。

(7) 加显色液：于各反应孔内加 A/B 液各 1 滴，37 ℃，避光 3～5 min。

(8) 加终止液于每反应孔，100 μL/孔。

8. 结果判断

(1) 于 450 nm（TMB）阳性对照孔 OD 值/阴性对照孔 OD 值，即 $P/N \geq 2.1$，对照成立；若待检血清孔 OD 值与阴性对照孔 OD 比值 ≥ 2.1，则标本为登革热 IgG 抗体阳性，反之阴性。

注：阴性对照孔 OD 值小于 0.05 按 0.05 记，若大于 0.05 按实际数值计算。

(2) 意义：阳性结果，表明曾受到 DV 感染，>1∶100 有诊断参考意义，恢复期血清抗体滴度比急性期抗体滴度有 4 倍或 4 倍以上升高则可确诊。

9. 支持文件

登革热诊断标准（WS 216—2008）、登革热防治手册、登革热监测方案。

10. 记录表式

登革热病毒特异性 IgG 抗体检测原始记录。

五、免疫荧光法（IFA）检测登革病毒 IgG 抗体

1. 目的
IFA 法检测抗登革病毒 IgG 抗体。

2. 适用范围
适用于人血清或血浆中登革热病毒特异性 IgG 抗体的快速检测。

3. 职责
检测人员：负责按照本检测细则对被检测样品进行检测。
复核人员：负责对检测操作是否规范以及检测结果是否准确进行复核。
部门负责人：负责对科室综合管理和检测报告的审核。

4. 样品接收和准备
(1) 核对被检样品（血清或血浆）患者的姓名、性别、年龄、编号及检测项目等。
(2) 用于检测的待测样品，储存在 -20 ℃。

5. 检测项目及参数
本方法检测项目为检测血清或血浆中抗登革热病毒 IgG 抗体。

6. 检测仪器设备和材料

（1）DV1～4型抗原片：DV标准毒株感染C6/36或BHK21细胞制备，低温干燥保存。

（2）对照：登革热患者恢复期血清（阳性对照），非登革热患者血清（阴性对照）。

（3）羊抗人（或兔抗人）IgG荧光素标记抗体。

（4）常用稀释液：pH 7.2～7.4 PBS、伊文思兰等。

（5）荧光显微镜。

7. 检测的环境条件

生物安全二级实验室（BSL-2）中进行，样本灭活后可在生物安全一级实验室（BSL-1）内进行。

8. 检测原理

本方法采用登革病毒感染C6/36或BHK21细胞制备抗原片，结合血清或血浆样本中病毒特异性IgG抗体，然后使用荧光标记抗人IgG抗体进行检测，阳性结果说明患者曾感染登革病毒，如果恢复期血清抗体滴度比急性期抗体滴度有4倍或4倍以上升高，则可确诊。

9. 检验步骤

（1）用pH 7.4的0.02 mol/L PBS稀释待检血清，从1∶20开始做2倍或4倍连续稀释至需要的稀释度。

（2）取出抗原片，用蒸馏水漂洗后，冷风吹干。

（3）用加样器依次从高稀释度到低稀释度逐个加入已稀释的待检血清，加入量以覆盖细胞抗原面为准（若为双份血清，最好上排为急性期血清，下排为恢复期血清），在37 ℃水浴箱湿盒孵育30～40 min（每次试验同时设阳性、阴性对照）。

（4）用PBS震荡洗涤3次，每次5 min，再用蒸馏水洗涤1次脱盐，冷风吹干。

（5）用含1∶3万的伊文思兰PBS按工作浓度稀释荧光结合物，滴加各孔（以覆盖细胞抗原面为准），在37 ℃水浴箱湿盒孵育30 min，然后同步骤（4）洗涤、漂洗、吹干。

（6）荧光显微镜观察结果。

10. 结果判断

（1）细胞内病毒特异性荧光为黄绿色颗粒，分布在感染细胞的胞浆内。根据特异性荧光颗粒多少、荧光亮度、阳性细胞在细胞总数中所占比例，可将免疫荧光反应大致区分为1～4个"＋"。可参考阳性细胞数：<25%为"＋"，25%～50%为"＋＋"，51%～75%为"＋＋＋"，>75%为"＋＋＋＋"；无特异性荧光者为"－"（阴性）。检测抗体滴度时，以能观察到明显特异性荧光反应（>"＋"）最高血清稀释度的倒数表示。

（2）意义：阳性结果，表明曾受到DV感染，>1∶80有诊断参考意义；恢复期血清抗体滴度比急性期抗体滴度有4倍或4倍以上升高则可确诊。

11. 支持文件
登革热诊断标准（WS 216—2008）、登革热防治手册、登革热监测方案。

12. 记录表式
登革热病毒特异性 IgG 抗体检测原始记录。

（王世文　李建东　张洁）

第五章　新布尼亚病毒

第一节　基本特征

一、病原学特征

发热伴血小板减少综合征（severe fever with thrombocytopenia syndrome，SFTS）是最早在我国发现的一种由 SFTS 病毒引起的新发传染病，主要临床表现为急性发热（多在38 ℃以上）、血小板减少、白细胞减少和胃肠道症状，部分病例出现牙龈出血、皮肤瘀斑等出血症状，少数患者可因多器官损害而死亡。2010 年，我国学者在湖北、山东患者血清中发现新病毒基因序列，从湖北、山东、河南、江苏、安徽、辽宁 6 省送检的疑似该病患者血标本中分离到 20 株同种病毒，该病毒为布尼亚病毒科白蛉病毒属的一种新病毒，被命名为发热伴血小板减少综合征病毒（severe fever with thrombocytopenia syndrome virus，SFTSV），简称新布尼亚病毒。2010 年 10 月，原卫生部发布《发热伴血小板减少综合征防治指南》，并将 SFTS 监测加入全国疾病监测信息报告管理系统。

SFTSV 属于布尼亚病毒科（Bunyaviridae）、白蛉病毒属（*Phlebovirus*），病毒颗粒呈球形，直径 80～100 nm，外有脂质包膜，表面有糖蛋白棘突。SFTSV 基因组由大（L）、中（M）、小（S）3 个单股负链 RNA 片段组成，L 片段全长为 6 368 个核苷酸，包含单一读码框架编码 RNA 依赖的 RNA 聚合酶；M 片段全长为 3 378 个核苷酸，含有单一的读码框架，编码 1 073 个氨基酸的糖蛋白前体；S 片段是一个双义 RNA，基因组以双向的方式编码病毒核蛋白和非结构蛋白。SFTSV 全基因组序列无论核苷酸和氨基酸与布尼亚病毒科其他病毒相比均呈现高度差异，与白蛉病毒属的其他病毒相比，S 片段相对保守，但其氨基酸同源性最高仅可达 41% 左右，而 NS 片段变异最大，其氨基酸同源性仅有 11% 左右；L 和 M 片段氨基酸同源性在 21%～36% 之间。现存布尼亚病毒科病毒一般抵抗力弱，不耐酸，易被热、乙醚、去氧胆酸钠和常用消毒剂及紫外线照射等灭活。而 SFTSV 的理化特性和灭活条件仍需进一步研究。

二、流行病学特征

SFTS 患者多散发于呈丘陵地貌的农村地区，病例呈散在分布，从事野外作业人群容易被病毒感染。截至2013年年底，全国已有17省报告实验室确诊病例，主要分布在河南、山东、湖北、安徽、辽宁、浙江和江苏7省；在韩国、日本相继有SFTS病例报道。与其他蜱传疾病相似，SFTS病例的时间分布与蜱虫活跃时间密切相关；病例的发生与人类的野外作业活动关系紧密。大部分SFTS患者为50岁以上的老年病例，女性患者稍多于男性，97%以上患者为生活在山地和丘陵地带的农民，发病前曾在田间劳作或野外活动，其他为接触蜱等传播媒介的林业工人、退休教师、学生，以及赴该类地区户外活动的旅游者等。

目前，认为长角血蜱为SFTSV的主要媒介，在疫区收集到的蜱虫标本中检测到了SFTSV核酸，其基因组序列与患者的病毒核酸序列有94%~95%的同源性。在疫区牛、羊、狗、猪和鸡等脊椎动物的血清中检测到了SFTS病毒抗体。研究证实，急性期SFTS患者血液和分泌物具有感染性，可通过直接接触发生人-人传播。

三、临床表现

该病为急性起病，患者没有特异的临床症状，主要表现为发热，体温多在38℃以上，重者持续高热，可达40℃以上，部分病例热程可长达10天以上。伴有乏力、明显纳差、恶心、呕吐等，部分病例有头痛、肌肉酸痛、腹泻等。查体常有颈部及腹股沟等浅表淋巴结肿大伴压痛、上腹部压痛及相对缓脉。临床实验室检查常见血小板减少和白细胞减少，大多数患者很快出现肝、肾等器官功能受损，表现为血清中丙氨酸转氨酶、天冬氨酸转氨酶、乳酸脱氢酶和肌酸激酶水平升高，常见蛋白尿和血尿。少数病例病情危重，出现意识障碍、皮肤瘀斑、消化道出血、肺出血等，可因休克、呼吸衰竭、弥漫性血管内凝血（DIC）等多脏器功能衰竭死亡。绝大多数患者预后良好，但既往有基础疾病、老年患者、出现神经系统症状、出血倾向明显、低钠血症等提示病重，预后较差。

四、临床诊断

SFTS诊断主要依据流行病学史（流行季节在丘陵、林区、山地等地野外活动史或发病前2周内有蜱叮咬史）、临床表现和实验室检测结果综合进行诊断。疑似病例：具有上述流行病学史、发热等临床表现且外周血血小板和白细胞降低者。疑似病例具备下列之一者可确诊：①病例标本SFTSV核酸检测阳性；②病例标本检测SFTSV-IgG抗体阳转或恢复期滴度较急性期4倍以上增高者；③病例标本分离到SFTSV。SFTS需与其他的蜱媒病原体所致的发热性疾病，如立克次体感染、肾综合征出血热、登革热相鉴别；同时与其他一些非蜱媒病，如败血症、伤寒、血小板减少性紫癜等疾病相鉴别。

五、实验室诊断

1. 病毒核酸实时定量PCR检测

选取SFTSV的S、M、L基因片段的高度保守区为靶区域，设计特异性引物及荧光探针，通过进行一步法荧光 RT-PCR 扩增对血清或血浆样本中 SFTSV 核酸进行定性和定量检测，一般发病 2 周内 SFTS 患者血清可检测到病毒核酸。

2. 病毒分离

可用早期 SFTS 患者急性期血清标本，接种 Vero、VeroE6 等细胞或其他敏感细胞，采用 ELISA、免疫荧光或核酸检测等方法确定是否分离到病毒。

3. 血清抗体检测

主要采用 MacELISA 方法检测血清或者血浆样本中的 IgM 抗体和间接 ELISA 方法检测 IgG 抗体，SFTSV IgM 抗体阳性，IgG 抗体阳转或恢复期滴度较急性期 4 倍以上增高者，可确认为新近感染。

4. 血清中和抗体检测

SFTSV 中和抗体检测主要有两种中和试验方法。即空斑减少中和试验和微量中和试验。目前主要采用微量中和试验检测。

六、治疗措施

本病目前尚无特异性的有效治疗手段，主要方法为对症支持治疗。患者应当卧床休息，流食或半流食，多饮水。密切监测生命体征及尿量等。不能进食或病情较重的患者，应当及时补充热量，保证水、电解质和酸碱平衡，尤其注意对低钠血症患者的补充。高热者物理降温，必要时使用药物退热。有明显出血或血小板明显降低（如低于 $30\times10^9/L$）者，可输血浆、血小板。中性粒细胞严重低下患者（低于 $1\times10^9/L$），建议使用粒细胞集落刺激因子。体外实验结果提示利巴韦林对该病毒有抑制作用。继发细菌、真菌感染者，应当选敏感抗生素治疗。同时注意基础疾病的治疗。目前尚无证据证明糖皮质激素的治疗效果，应当慎重使用。

对于一般病例，按照虫媒传染病进行常规防护。因该病可通过血液接触传播，对患者的血液、分泌物、排泄物及被其污染的环境和物品，可采取高温、高压、含氯消毒剂等方式进行消毒处理。在抢救或护理危重患者时，尤其是患者有咯血、呕血、便血和阴道出血等表现时，医务人员及陪护人员应当加强个人防护，避免与患者血液直接接触。

现有资料表明，该病病死率达 12%，部分地区甚至高达 20%。如果患者能及时治疗，绝大多数患者预后良好。如出现败血症、中毒性休克、中毒性心肌炎、急性肾衰、呼吸窘迫综合征、弥漫性血管内凝血及多脏器功能衰竭等严重并发症的患者，易导致死亡。出院标准：患者体温正常、症状消失、临床实验室检查指标基本正常或明显改善后，方可出院。

参考文献

[1] YU X J, LIANG M F, ZHANG S Y, et al. Fever with thrombocytopenia associated with a novel bunyavirus in China [J]. N Engl J Med, 2011, 364: 1523-1532.

[2] XU B, LIU L, HUANG X, et al. Meta genomic analysis of fever, thrombocytopenia and leukopenia syndrome (FTLS) in Henan Province, China: discovery of a new bunyavirus

[J]. PLoS Pathog, 7 (11): e1002369.

[3] BAO C J, GUO X L, QI X. et al. A family cluster of infections by a newly recognized bunyavirus in Eastern China, 2007: further evidence of person-to-person transmission [J]. Clin Infect Dis, 53 (12): 1208 – 1214.

[4] LIU Y, LI Q, HU W. et al. Person-to-person transmission of severe fever with thrombocytopenia syndrome virus [J]. Vector Borne Zoonotic Dis, 12 (2): 156 – 160.

[5] GAI Z, LIANG M, ZHANG Y, et al. Person-to-person transmission of severe fever with thrombocytopenia syndrome bunyavirus through blood contact [J]. Clin Infect Dis, 54 (2): 249 – 252.

[6] SUN Y, LIANG M, QU J, et al. Early diagnosis of novel SFTS bunyavirus infection by quantitative real-time RT-PCR assay [J]. J Clin Virol, 53 (1): 48 – 53.

[7] ZHANG Y Z, ZHOU D J, QIN X C, et al. The ecology, genetic diversity, and phylogeny of Huaiyangshan virus in China [J]. J Virol, 86 (5): 2864 – 2868.

[8] ZHANG Y Z, HE Y W, DUI Y A, et al. Hemorrhagic fever caused by a novel Bunyavirus in China: pathogenesis and correlates of fatal outcome [J]. Clin Infect Dis, 54 (4) (in Chinese): 527 – 533.

[9] LI S, XUE C, FU Y, et al. Sporadic case infected by severe fever with thrombocytopenia syndrome bunyavirus in a non-epidemic region of China [J]. BioScience Trends, 5 (6): 273 – 276.

[10] DENIC S, JANBEIH J, NAIR S, et al, Acute thrombocytopenia, leucopenia, and multi organ dysfunction: the first case of SFTS bunyavirus outside China? [J]. Case Rep Infect Dis, 2011: 204056.

[11] 李德新. 发热伴血小板减少综合征布尼亚病毒概述 [J]. 中华实验和临床病毒学杂志, 2011, 25 (2): 81 – 84.

[12] 中华人民共和国卫生部. 发热伴血小板减少综合征防治指南（2010 版）[2010 – 10 – 8]. http://www.moh.gov.cn/publicfiles/business/htmlfiles/mohwsyibgs/s8348/201010/49272.htm.

[13] 张文帅, 曾晓燕, 周明浩, 等. 江苏省发热伴血小板减少综合征布尼亚病毒血清流行病学调查 [J]. 疾病监测, 2011, 26 (9): 676 – 678.

[14] 赵春华, 陈维华, 周文峰, 等. 湖北省发热伴血小板减少综合征四例临床分析 [J]. 中华临床感染病杂志, 2011, 4 (5): 266 – 268.

[15] 康锴, 唐晓燕, 许汴利, 等. 河南省2007—2011 年发热伴血小板减少综合征流行特征分析 [J]. 中华预防医学杂志, 2012, 46 (2): 106 – 109.

[16] 丁淑军, 林艺, 张晓梅, 等. 发热伴血小板减少综合征流行病学研究进展 [J]. 中国人兽共患病学报, 2014, 3 (5): 531 – 534.

[17] NIU G, LI J, LIANG M, et al. Severe fever with thrombocytopenia syndrome virus among domesticated animals, China [J]. Emerg Infect Dis, 2013, 19 (5), 756 – 763.

[18] KOK K H, JIN D Y. A novel bunyavirus causing fever and thrombocytopenia: more

questions than answers [J]. J Form Med Assoc, 2011, 110: 669-670.

[20] ZHAO L, ZHAI S, WEN H, et al. Severe fever with thrombocytopenia syndrome virus, Shandong Province, China [J]. Emerg Infect Dis, 2012, 18 (6): 963-965.

（刘玮　张小爱　崔宁　杨振东）

第二节　检测技术

一、生物安全要求

在标本采集、及实验室运输及实验室工作过程中，要按照《病原微生物实验室生物安全管理条例》等相关规定，做好生物安全工作。标本采集时刻进行一般性防护（如穿戴口罩、手套和长袖工作服）。采集后应当将标本置于防漏容器中送检，注意不要污染容器的外表，并做好相应的消毒。进行血清学和核算检测时，应当在BSL-2级及以上的实验室开展。

二、病毒核酸实时定量PCR检测

选取新布尼亚病毒M基因片段的高度保守区为靶区域，设计特异性引物及荧光探针，通过进行一步法荧光RT-PCR扩增对血清或血浆样本中新布尼亚病毒（SFTSV）核酸进行定性和定量检测，一般发病2周内SFTS患者血清可检测到病毒核酸。

1. 核酸提取

取患者急性期血清标本140 μL，按照试剂盒说明书提取病毒RNA。

2. 一步法荧光RT-PCR扩增

（1）核酸检测具体引物、探针序列参见表2-5-1。

表2-5-1　SFTSV引物、探针序列

引物/探针	序列（5′→3′）	荧光标记
上游引物 M-F-3	AAGAAGTGGCTGTTCATCATTATTG	
下游引物 M-R-3	GCCTTAAGGACATTGGTGAGTA	
探针 M-Probe-3	TCATCCTCCTTGGATATGCAGGCCTCA	FAM/BHQ2

（2）RT-PCR扩增反应体系，参考如下配制：RNA模板2 μL、酶0.5 μL、缓冲液10 μL、引物各0.4 μL、探针各0.8 μL，加水至总体积20 μL。（注意：根据所使用的荧光定量PCR仪及试剂，使用相应体系及设定相应程序）。

（3）推荐反应程序。反转系反应：首先42 ℃ 5 min；接着95 ℃ 10 s。PCR反应：首先95 ℃ 5 s；接着60 ℃ 34 s，扩增40个循环。

3. 结果判断

Ct 值 <35 即为阳性；无 Ct 值为阴性；Ct 值在 35～40 之间为可疑阳性，需要重新检测或增加另外 2 种方法协助检测。

三、病毒分离

可用早期 SFTS 患者急性期血清标本，接种 Vero、VeroE6 等细胞或其他敏感细胞，盲传，采用 ELISA、免疫荧光或核酸检测等方法确定是否分离到病毒。

以细胞 Vero 进行病毒分离为例。早期 SFTS 患者急性期血清 100 μL，加 10 μL 青霉素和链霉素，使双抗终浓度为 1 000 U/mL，4 ℃放置 4 h。将生长至 70%～80% 的单层 Vero 细胞弃生长液，用细胞维持液洗涤后加入处理过的血清样本及含 1% 胎牛血清的 MEM 维持液。置于 35 ℃、5% CO_2 培养箱中过夜。次日弃去液体，并用细胞维持液洗 1 次，再加入含 1% 胎牛血清的 MEM 维持液放置于 35 ℃、5% CO_2 培养箱培养。每 3 天换 1 次液，并逐日观察细胞病变至第 14 天，待细胞病变达 80% 时冻存后传代。连续传 3 代，期间采用 ELISA、免疫荧光或核酸检测等方法确定是否分离到病毒。

四、血清抗体检测

主要采用 ELISA 方法检测血清或者血浆样本中的 IgM 抗体和间接法 ELISA 方法检测 IgG 抗体检测，SFTSV IgM 抗体阳性，IgG 抗体阳转或恢复期滴度较急性期 4 倍以上增高者，可确认为新近感染。上述检测方法的操作步骤与结果判断按试剂盒要求执行。

五、血清中和抗体检测

SFTSV 中和抗体检测主要有 2 种中和试验方法，即空斑减少中和试验和微量中和试验。目前主要采用微量中和试验来检测。微量中和试验方法如下。

（1）被检血清 56 ℃灭活 30 min。

（2）在 96 孔微量培养板中将血清做连续倍比稀释，从 1∶20 稀释到 1∶1 280，每个稀释度做 2 个复孔。

（3）在上述各孔内加入等量体积的 200 TCID50 的病毒液，混匀后于 37 ℃，5% CO_2 的孵箱中孵育 1 h。

（4）加入 100 μL 病毒—血清混合液加入到 96 孔 Vero 细胞培养板中于 37 ℃，5% CO_2 的孵箱中培养，逐日观察并记录结果。

（5）通过观察细胞病变（CPE）或免疫学检测方法（ELISA 或 IFA）确定中和抗体滴度。

六、检测方法意义

病毒分离培养虽然是一种可靠的经典方法，但存在耗时长、成本高、操作技术复杂、生物安全要求高以及阳性率低等缺点。荧光定量 RT-PCR 是一种灵敏、特异、低污染的病毒 RNA 检测方法，可以定性或定量检测患者血清或动物、媒介标本中的 SFTSV。阳性结果可以确诊 SFTSV 感染，可用于 SFTSV 感染的早期诊断，阴性结果不能排除诊断。抗体在患者血清中可长期存在且理化特性稳定，因此结果可靠，还可用于病毒分离或核酸检测漏诊患者的确诊，若把多种方法结合使用，可提高诊断敏感度与特异度。

参考文献

[1] 发热伴血小板减少综合征防治指南（2010 版）。

[2] SUN Y, LIANG M, QU J, et al. Early diagnosis of novel SFTS bunyavirus infection by quantitative real-time RT-PCR assay [J]. J Clin Virol, 2012, 53 (1): 48–53.

（张小爱　张泮河）

第六章 埃博拉病毒

第一节 基本特征

一、病原学特征

埃博拉病毒病（Ebola virus disease）以往称埃博拉出血热（Ebola hemorrhagic fever）。2014 年，WHO 和美国疾病预防控制中心（centers for disease control and prevention，US CDC）已将埃博拉出血热更名为埃博拉病毒病。埃博拉出血热是由埃博拉病毒引起的一种急性出血性传染病。主要通过接触患者或感染动物的血液、体液、分泌物和排泄物等感染，临床表现主要为突起发热、出血和多脏器损害。埃博拉出血热病死率高，可达 50%～90%。本病于 1976 年在非洲首次发现，主要在乌干达、刚果、加蓬、苏丹、科特迪瓦、南非、几内亚、利比里亚、塞拉利昂、尼日利亚等非洲国家流行。

埃博拉病毒属丝状病毒科埃博拉属，为不分节段的单股负链 RNA 病毒。病毒呈长丝状体，可呈杆状、丝状、"L"形等多种形态。毒粒长度平均 1 000 nm，直径约 100 nm。病毒有脂质包膜，包膜上有呈刷状排列的突起，主要由病毒糖蛋白组成。埃博拉病毒基因组是不分节段的负链 RNA，大小为 18.9 kb，编码 7 个结构蛋白和 1 个非结构蛋白。埃博拉病毒可在人、猴、豚鼠等哺乳类动物细胞中增殖，对 Vero 和 Hela 等细胞敏感。

埃博拉病毒可分为扎伊尔型、苏丹型、塔伊森林型、莱斯顿型和本迪布焦型。除莱斯顿型对人不致病外，其余 4 种亚型感染后均可导致人发病。不同亚型病毒基因组核苷酸构成差异较大，但同一亚型的病毒基因组相对稳定。埃博拉病毒对热有中度抵抗力，在室温及 4 ℃存放 1 个月后，感染性无明显变化，60 ℃灭活病毒需要 1 h，100 ℃ 5 min 即可灭活。该病毒对紫外线、γ 射线、甲醛、次氯酸、酚类等消毒剂和脂溶剂敏感。

二、流行病学特征

1. 传染源和宿主动物

感染埃博拉病毒的患者和灵长类动物为本病传染源。目前，认为埃博拉病毒的自然宿主为狐蝠科的果蝠，尤其是锤头果蝠、富氏前肩头果蝠和小领果蝠，但其在自然界的循环方式尚不清楚。

2. 传播途径

接触传播是本病最主要的传播途径。可以通过接触患者和被感染动物的血液、体液、分泌物、排泄物及其污染物感染。病例感染场所主要为医疗机构和家庭，在一般商务活动、旅行、社会交往和普通工作场所感染风险低。患者感染后血液中可维持很高的病毒含量。医护人员、患者家属或其他密切接触者在治疗、护理患者或处理患者尸体过程中，如果没有严格的防护措施，容易受到感染。

3. 人群易感性

人类对埃博拉病毒普遍易感。发病主要集中在成年人，这和暴露或接触机会多有关。尚无资料表明不同性别间存在发病差异。

三、临床表现

本病潜伏期为 2～21 天，一般为 8～10 天。尚未发现潜伏期有传染性。感染埃博拉病毒后可不发病或呈轻型，非重病患者发病后 2 周逐渐恢复。

患者病程可分为初期和极期。初期典型病例急性起病，临床表现为高热、畏寒、头痛、肌痛、恶心、结膜充血及相对缓脉。2～3 天后可有呕吐、腹痛、腹泻、血便等表现，半数患者有咽痛及咳嗽。患者最显著的表现为低血压、休克和面部水肿。病程 4～5 天进入极期，可出现神志的改变，如谵妄、嗜睡等，重症患者在发病数日可出现咯血，鼻、口腔、结膜下、胃肠道、阴道及皮肤出血或血尿，少数患者出血严重，多为病程后期继发 DIC。并可因出血、肝肾功能衰竭及致死性并发症而死亡。病程 5～7 天可出现麻疹样皮疹，以肩部、手心和脚掌多见，数天后消退并脱屑，部分患者可较长期地留有皮肤的改变。由于病毒持续存在于精液中，也可引起睾丸炎、睾丸萎缩等迟发症。90% 的死亡患者在发病后 12 天内死亡（7～14 天）。

四、实验室检测

诊断主要依据流行病学史、临床表现和实验室检测结果综合进行诊断。实验室检测分为病原学和血清学。

根据《人间传染的病原微生物名录》，埃博拉病毒危害程度分类为第一类，其病毒培养、动物感染等试验都必须在生物安全四级实验室（BSL-4）进行，未经培养的感染材料的操作必须在生物安全三级实验室（BSL-3）进行，灭活材料的操作可在生物安全二级实验室（BSL-2）进行，无感染性材料的操作可在生物安全一级实验室（BSL-1）。

1. 病原学检查

（1）核酸检测。是目前早期诊断、早期发现埃博拉出血热病例的主要检测方法。

为提高检测的敏感性和特异性，用实时荧光 PCR 方法针对埃博拉病毒 2 个不同的基因进行检测，在病例筛查时，任一基因检测阳性均可判为埃博拉病毒阳性。在确诊病例出院时，需针对 2 个基因的检测同时阴性，方可判定为阴性。传统 RT-PCR 因易出现污染，较少使用，但可以获得病毒基因序列。发病后 3 天内，患者血标本中埃博拉病毒核酸检出率低，检测阴性不能排除埃博拉病毒感染，应结合病例的流行病学史和临床表现进行综合判断。发病后 3～10 天血标本病毒核酸检出率高。

（2）抗原检测。用酶联免疫法检测埃博拉病毒抗原。病毒抗原检测阳性可确诊。发病后 3 天内，血标本中埃博拉病毒抗原检出率低，检测阴性不能排除埃博拉病毒感染，发病后 3～10 天血标本病毒抗原检出率高。

2. 血清学检测

（1）血清特异性 IgM 抗体。采用捕获法 ELISA 方法检测。IgM 抗体阳性可确诊。

（2）血清特异性 IgG 抗体。目前采用间接法 ELISA 检测 IgG 抗体。单份血清埃博拉病毒 IgG 抗体阳性提示曾感染埃博拉病毒，双份血清埃博拉病毒 IgG 抗体阳转或恢复期滴度较急性期 4 倍或者以上增高者可确诊。

五、预防和治疗措施

尚无特异性治疗措施，主要是对症和支持治疗，注意水、电解质平衡，预防和控制出血，控制继发感染，治疗肾功能衰竭和出血、DIC 等并发症。一般支持对症治疗：卧床休息，少渣易消化半流质饮食，保证充分热量。

补液治疗：有证据表明，早期补液，维持水电解质和酸碱平衡治疗，可明显提高存活率。可使用平衡盐液，维持有效血容量；加强胶体液补充如白蛋白、低分子右旋糖酐等，预防和治疗低血压休克。

保肝抗炎治疗：应用甘草酸制剂。

出血的治疗：止血和输血，新鲜冰冻血浆补充凝血因子，预防 DIC。

预防及控制继发感染：应减少不必要的有创操作，严格无菌操作，及时发现继发感染。一旦发生继发感染，应早期经验性应用抗生素。

肾功能衰竭的治疗：必要时行血液净化治疗。

呼吸衰竭的治疗：及时行氧疗等呼吸功能治疗。

病原学治疗：未经过人体学试验的三联单克隆抗体（ZMapp），在紧急状态下被批准用于埃博拉出血热患者的治疗。目前，已有 7 人接受此治疗，5 人获得较好疗效；恢复期血清治疗曾在小范围内应用，亦似有较好的效果，但和 ZMapp 一样，还有待于在应用时机、不良反应等方面做进一步观察，目前无法推广应用。

参考文献

[1] 李昱，任翔，刘翟，等. 埃博拉病毒病：流行病学、生态学、诊断、治疗及控制 [J]. 科技导报，2014，32（24）：15-24.

[2] WORLD HEALTH ORGANIZATION. Ebola and Marburg virus disease epidemics: preparedness, alert, control and evaluation (Interim version 1.1) [M/OL]. [2014-08-10]. http://www.who.int/csr/disease/ebola/manual_EVD/en.

[3] CENTRES FOR DISEASE PREVENTION AND CONTROL. Ebola hemorrhagic fever – 2014 Ebola outbreak in West Africa [EB/OL]. [2014 – 08 – 24]. http://www.cdc.gov/vhf/ebola/outbreaks/guinea/index.html.

[4] CHENG Y, LIU J, LI Y, et al. Ebloa viral disease: Update research of etiology, pathogenic mechanism, treatment and vaccine [J]. Chinese Science Bulletin, (under review).

[5] LEROY E M, ROUQUET P, FORMENTY P, et al. Multiple Ebola virus transmission events and rapid decline of central African wildlife [J]. Science, 2004, 303 (5656): 387 – 390.

[6] FELDMANN H, JONES S, KLENK H D, et al. Ebola virus: From discovery to vaccine [J]. Nature Reviews Immunology, 2003, 3 (8): 677 – 685.

[7] HEINZ F, THOMAS W G. Ebola haemorrhagic fever [J]. The Lancet, 2011, 377: 849 – 862.

[8] GEISBERT T W, HENSLEY L E, LARSEN T, et al. Pathogenesis of Ebola haemorrhagic fever in cynomolgus macaques: evidence that dendriticcells are early and sustained targets of infection [J]. Am J Pathol, 2003, 163 (6): 2347 – 2370.

[9] KUNIHOLM M H. Bat exposure is a risk factor for Ebola virus infection [C]//Filoviruses: Recent advance and future challenges: An ICID Global Symposium, Winnipeg, Manitoba, Canada, 2006.

[10] PETERS C J, LEDUC L W. Ebola: The virus and the disease [J]. J Infect Dis, 1999, 179 (Suppl 1): 1 – 288.

[11] KHAN A S, TSHIOKO F K, HEYMANN D L, et al. The reemergence of Ebola haemorrhagic fever, Democratic Republic of the Congo, 1995 [J]. J Infect Dis, 1999, 179 (Suppl 1): 76 – 86.

[12] BERTHERAT E, RENAUT A, NABIAS R, et al. Leptospirosis and Ebola virus infection in five gold-panning villages in northeastern Gabon [J]. Am J Trop Med Hyg, 1999, 60 (4): 610 – 615.

[13] ROWE A K, BERTOLLI J, KHAN A S, et al. Clinical, virologic, and immunologic follow-up of convalescent Ebola haemorrhagic feverpatients and their household contacts, Kikwit, Democratic Republic ofthe Congo [J]. J Infect Dis, 1999, 179 (Suppl 1): 28 – 35.

[14] CENTRES FOR DISEASE CONTROL AND PREVENTION. Ebola hemorrhagic fever signs and symptoms [EB/OL]. [2014 – 08 – 15]. http://www.cdc.gov/vhf/ebola/symptoms/index.html.

[15] OKWARE S I, OMASWA F G, ZARAMBA S, et al. An outbreak of Ebola in Uganda [J]. Tropical Medicine and International Health. 2002, 7 (12): 1068 – 1075.

[16] KORTEPETER M G, BAUSCH D G, Bray M. Basic clinical and laboratory features of filoviral hemorrhagic fever [J]. J Infect Dis, 2011, 204 (Suppl3): 810 – 816.

[17] STRONG J E, GROLLA A, JAHRLING P B, et al. Filoviruses and arena viruses [C]//Detrick B, Hamilton R G, Folds J D. Manual of molecular and clinical laboratory immunology. 7th ed. Herndo, Virginia: ASM Press, 2006: 774 – 790.

[18] US FOOD AND DRUG ADMINISTRATION. Emergency use authorizations-2014 Ebola

virus emergency use authorization [EB/OL]. [2014-08-17]. http://www.fda.gov/medicaldevices/safety/emergencysituations/ucm161496.htm.

[19] CENTRES FOR DISEASE CONTROL AND PREVENTION. Ebola hemorrhagic fever diagnosis [EB/OL]. [2014-08-15]. http://www.cdc.gov/vhf/ebola/diagnosis/index.html.

[20] MACNEIL A, FARNON E C, MORGAN O W, et al. Filovirus out break detection and surveillance: lessons from Bundibugyo [J]. J Infect Dis, 2011, 204 (Suppl 3): 761-767.

[21] 中华人民共和国国家卫生和计划生育委员会. 埃博拉出血热防控方案. 3版. 2014.

[22] 中华人民共和国国家卫生和计划生育委员会. 埃博拉出血热诊疗方案. 1版. 2014.

[23] 中华人民共和国国家卫生和计划生育委员会. 埃博拉出血热实验室检测方案. 3版. 2014.

（毛玲玲　刘芸　于伟　姚文清）

第二节　检测技术

凡涉及埃博拉病毒的分离、培养和动物实验，都需在生物安全四级（BSL-4/ABSL-4）实验室内进行。涉及未经培养有感染性材料的实验活动，需在 BSL-3 实验室内进行。血清学检测应在 BSL-3 实验室内进行，且标本应首先 60 ℃灭活 1 h，再进行后续实验操作。核酸检测时，需在 BSL-3 实验室生物安全柜内将核酸提取裂解液加入标本中，充分裂解后，完成病毒 RNA 提取。对装有病毒 RNA 的样品管外表面进行彻底消毒后，可在 BSL-3 实验室以外进行扩增检测。在进行感染性材料操作时，每次标本份数不宜过多，每份标本量不宜过大。

在实验室处理感染性标本时，应严格按照操作规范在 BSL-3 实验室内进行。实验室工作人员应穿着遮盖全身的个人防护装备，包括防渗漏防护服、N95 或以上口罩、护目镜、防护面具、防护手套等，需进行感染性标本离心、较大量标本分装（≥10 mL）处理等操作时应使用正压头盔。实验人员有体表开放式伤口时不宜参加实验活动。涉及感染性材料的离心应使用有密封盖的离心桶或转头进行标本离心，应在生物安全柜内打开离心转头放入或取出装有标本的离心管。

在标本的采集、包装和实验室检测等过程中所产生的医疗废物，可能具有生物危险性，应当按照《医疗废物管理条例》和《医疗卫生机构医疗废物管理办法》等相关规定及时处理。

一、埃博拉病毒核酸检测方法

1. 目的

埃博拉病毒核酸的提取及 PCR 检测。

2. 适用范围

适用于检测血标本中埃博拉病毒核酸。

3. 实验前准备

核对被检样品,包括患者的姓名、编号及检测项目等。

4. 检测仪器设备和材料

实时定量核酸扩增检测仪,常规核酸扩增检测仪,RNA 提取试剂盒,一步法 RT-PCR 扩增试剂盒,一步法实时定量 RT-PCR 扩增试剂盒等。

5. 实验步骤

(1) 实验准备。

提取埃博拉病毒 RNA 要求在 BSL-3 级实验室内操作。进入实验场所之前,要事先准备好所需试剂、样品并预约实验场所。

(2) RNA 的提取。

参见发热伴出血症候群核酸提取方法。

(3) 实时荧光定量 RT-PCR 法检测埃博拉病毒核酸。

为增加埃博拉病毒核酸检测的敏感性和特异性,在用实时荧光定量 PCR 方法对标本进行检测时,应采用针对埃博拉病毒 2 个不同的基因同时进行检测,可采用并行的单重 PCR 或多重 PCR 方法进行检测。

1) 单重 PCR 参考引物与探针(表 2-6-1)。

表 2-6-1 检测埃博拉病毒的引物和探针

引物/探针	序列(5′→3′)	荧光标记
检测埃博拉病毒核蛋白的引物和探针		
ZEBONP-F	CGCCGAGTCTCACTGAATCTG	
ZEBONP-R	AGTTGGCAAATTTCTTCAAGATTGT	
ZEBONP-P	CGGCAAAGAGTCATCCCAGTGTATCAAGTA	FAM/BHQ-1
检测埃博拉病毒糖蛋白的引物和探针		
ZEBOGP-F	TGGGCTGAAAAYTGCTACAATC	
ZEBOGP-R	CTTTGTGMACATASCGGCAC	
ZEBOGP-P	CTACCAGCAGCGCCAGACGG	FAM/BHQ-1

2) 实时荧光定量 RT-PCR 扩增反应配置体系:RNA 模板 5 μL、酶(25×) 1 μL、缓冲液 12.5 μL、引物(10 μM)各 1 μL、探针(10 μM)0.5 μL,加水至总体积 25 μL。

3) 推荐反应条件:首先 50 ℃ 30 min;接着 95 ℃ 10 min,95 ℃ 15 s、60 ℃ 45 s 反应 40 个循环。

4) 结果判断:以定量荧光 PCR 反应的前 3～15 个循环的荧光信号作为本底信号,以本底信号标准差的 10 倍作为荧光阈值,标本扩增产生的荧光信号达到荧光阈值时所对应的循环数为循环阈值(Ct 值),以 $Ct < 35$ 荧光信号数据线性化处理后对应循环数

生成的曲线图成"S"形的标本,可判断为相应的埃博拉病毒核酸检测阳性。

5)意义:荧光定量 PCR 是一种灵敏、特异、低污染的病毒核酸检测方法,可以检测标本中的埃博拉病毒。病例筛查时 2 个检测基因中,任一基因检测阳性均具有确诊意义。首例病例确诊应按照国家卫生和计划生育委员会《关于印发埃博拉出血热病例诊断程序的通知》进行。在病例管理时,需 2 个基因同时检测阴性,方可判定为阴性。

(4)一步法常规 RT-PCR 方法检测埃博拉病毒核酸。

如果采用常规 RT-PCR 的方法检测埃博拉病毒核酸,建议针对病毒基因组 2 个不同的基因片段同时进行检测,并完成基因序列分析。

1)参考引物序列(表 2-6-2)。

表 2-6-2 常规 RT-PCR 检测埃博拉病毒糖的引物

引物名称	序列(5′→3′)	片段大小/bp
检测埃博拉病毒糖蛋白的引物		
ZEBOV-GPF	TGGGCTGAAAACTGCTACAATC	
ZEBOV-GPR	TTTTAGTTTCCCAGAAGGCCCA	570
检测埃博拉病毒 RNA 聚合酶的引物		
ZEBOV-LF1	ATCGGAATTTTTCTTTCTCATT	
ZEBOV-LR1	ATGTGGTGGGTTATAATAATCACTGACATG	414
ZEBOV-LF2	GTCAAAGCATTTCCTAGCAACATGATGG	
ZEBOV-LR2	ATAATAATCACTCACATGCATATAACA	282

2)PCR 扩增。采用参考引物对埃博拉病毒不同检测靶标进行 PCR 扩增。首先根据所采用的试剂盒说明书推荐反应条件,将病毒 RNA 逆转录为 cDNA。PCR 扩增参考反应条件为 94 ℃预变性 2 min;然后 94 ℃变性 30 s,55 ℃退火 30 s,72 ℃延伸 1 min,反应 40 个循环;最后 72 ℃延伸 10 min。如为套式 PCR 则开展第二轮扩增。

第二轮分型 PCR 扩增体系配置采用正向引物 ZEBOV-LF2 与反向引物 ZEBOV-LR2。推荐反应条件:94 ℃预变性 2 min;然后 94 ℃变性 30 s,55 ℃退火 30 s,72 ℃延伸 1 min,反应 30 个循环;最后 72 ℃延伸 10 min。

3)电泳:1.5%浓度琼脂糖电泳分析。

4)结果判断。阳性:电泳显示相应大小 DNA 片段。阴性:无特异性核酸片段扩增。

5)意义:阳性结果可以初步判断埃博拉病毒感染,排除交叉污染。获得病毒特异性基因序列具有确诊意义。

6. 清场与消毒

(1)操作结束后,及时清理生物安全柜内的物品。用 0.5%次氯酸钠溶液和 75%乙醇擦拭外表面后,移出生物安全柜放入冰箱中。

（2）未使用完的感染性生物材料销毁或放入 BSL-3 级实验室 −70 ℃ 冰箱，并如实填写操作和处理记录。

（3）实验区内的污染材料高压处理（121 ℃ 高压 20 min）后，再进行集中高压处理。

二、埃博拉病毒核蛋白抗原检测方法（双抗体夹心法 ELISA）

1. 目的
双抗体夹心法 ELISA 检测血清中埃博拉病毒核蛋白抗原。

2. 适用范围
适用于人血清中埃博拉病毒核蛋白抗原的检测。

3. 实验前准备
（1）核对被检样品，包括患者的姓名、编号及检测项目等。

（2）检测前将 60 ℃ 灭活 1 h 的待测样品置于 BSL-3 实验室生物安全柜内。

（3）在洗扳机废液收集桶内加入 10% 有效氯的消毒剂，加入量为废液桶总体积的 5%。

4. 检测项目
本方法检测项目为检测血清中埃博拉病毒核蛋白抗原。

5. 检测仪器设备和材料
加样器，温箱，洗板机，含波长 450 nm 的酶标仪埃博拉病毒抗原检测试剂盒（双抗体夹心法 ELISA）。

6. 操作步骤（具体请参照试剂盒说明书）
（1）将试剂盒在冰箱中取出，放置室温平衡 30 min，使用前将试剂轻轻振荡混匀。

（2）配液：将新鲜配制的注入洗板机的洗液桶内。

（3）编号：将样品对应微孔板编号，每板设阴性对照 3 孔，模拟阳性对照 2 孔和空白对照 1 孔。

（4）加稀释液：每孔加稀释液 20 μL，空白孔除外。

（5）加样：分别在相应孔加入待测样品或阴阳性对照各 100 μL，空白孔除外。

（6）温育：用封板膜封板后，置 37 ℃ 温育 60 min。

（7）加酶：每孔加酶标试剂 50 μL，空白孔除外，轻轻振荡混匀。

（8）温育：用封板膜封板后，置 37 ℃ 温育 30 min。

（9）洗板：小心揭掉封板膜，用洗板机洗涤 5 次。

（10）显色：每孔加入显色剂 A、B 液各 50 μL，轻轻振荡混匀，37 ℃ 避光显色 30 min。

（11）测定：每孔加终止液 50 μL，10 min 内测定结果。设定酶标仪波长于 450 nm 处（建议使用双波长 450 nm/600～650 nm 检测），用空白孔调零后测定各孔 A 值。

（12）清洗、消毒洗扳机：按洗扳机内置程序分别采用蒸馏水、20% 乙醇和 75% 乙醇进行清洗消毒，30 min 后再用蒸馏水清洗。

7. 结果判定

(1) 临界值计算：临界值 = 0.10 + 阴性对照孔 A 值均值（阴性对照孔 A 值低于 0.05 者以 0.05 计算）。

(2) 阴性对照的正常值范围：阴性对照孔 $A \leqslant 0.1$。

(3) 阳性对照的正常值范围：$A \geqslant 0.50$。

(4) 阳性判定：样品 A 值≥临界值者为埃博拉病毒抗原阳性。

(5) 阴性判定：样品 A 值＜临界值者为埃博拉病毒抗原阴性。

8. 意义

阳性结果可以判断为埃博拉病毒感染，但阴性结果并不排除埃博拉病毒感染的可能，应结合病例的流行病学史和临床表现进行综合判断。

9. 清场与消毒

(1) 操作结束后，及时清理生物安全柜内的物品，用 0.5% 次氯酸钠溶液和 75% 乙醇擦拭外表面后，移出生物安全柜放入冰箱中。

(2) 将未使用完的感染性生物材料销毁或放入 BSL-3 级实验室 -70 ℃ 冰箱，并如实填写操作和处理记录。

(3) 将实验区内的污染材料高压处理（121 ℃ 高压 20 min）后，再进行集中高压处理。

三、埃博拉病毒 IgM 抗体检测（抗体捕捉法 ELISA）

1. 目的

检测埃博拉病毒特异性 IgM 抗体。

2. 适用范围

适用于人血清中埃博拉病毒特异性 IgM 抗体的检测。

3. 样品接收和准备

(1) 核对被检样品，包括患者的姓名、编号及检测项目等。

(2) 检测前应将 60 ℃ 热灭活 1 h 的待测样品置于 BSL-3 实验室生物安全柜内。

(3) 在洗扳机废液收集桶内加入 10% 有效氯的消毒剂，加入量为废液桶总体积的 5%。

4. 检测项目

本方法检测项目为检测血清中病毒特异性 IgM 抗体。

5. 检测仪器设备和材料

加样器、温箱、洗板机、含波长 450 nm 的酶标仪、埃博拉病毒 IgM 抗体检测试剂盒等。

6. 检测步骤（具体请参照试剂盒说明书）

(1) 将试剂盒在冰箱中取出，放置室温平衡 30 min，使用前将试剂轻轻振荡混匀。

(2) 配液：将新鲜配制的注入洗板机的洗液桶内。

(3) 加稀释液：每孔加入样品稀释液 100 μL，空白及阳性、阴性对照孔除外。

(4) 加样：在相应孔中加入待测样品 10 μL，轻轻振荡混匀。阳性、阴性对照加 100 μL。

（5）温育：用封板膜封板后，置 37 ℃温育 30 min。
（6）洗板：小心揭掉封板膜，用洗板机洗涤 5 次。
（7）加酶：每孔加入酶标试剂 100 μL，空白孔除外。
（8）温育：操作同步骤（5）。
（9）洗板：操作同步骤（6）。
（10）显色：每孔加入显色剂 A、B 液各 50 μL，轻轻振荡混匀，37 ℃避光显色 15 min。
（11）测定：每孔加终止液 50 μL，轻轻振荡混匀，10 min 内测定结果。设定酶标仪波长于 450 nm 处，用空白孔调零点后测定各孔 A 值。
（12）清洗、消毒洗扳机：按洗扳机内置程序分别采用蒸馏水、20% 乙醇和 75% 乙醇进行清洗消毒，30 min 后再用蒸馏水清洗。

7. 结果判定

（1）临界值计算：临界值 = 0.10 + 阴性对照孔 A 值均值（阴性对照孔 A 值低于 0.05 者以 0.05 计算）。
（2）阴性对照的正常值范围：阴性对照孔 $A \leq 0.1$。
（3）阳性对照的正常值范围：$A \geq 0.50$。
（4）阳性判定：样品 $A \geq$ 临界值者为埃博拉病毒 IgM 抗体阳性。
（5）阴性判定：样品 $A <$ 临界值者为埃博拉病毒 IgM 抗体阴性。

8. 意义

阳性结果可以判断为埃博拉病毒感染，但阴性结果并不排除埃博拉病毒感染的可能，应结合病例的流行病学史和临床表现进行综合判断。

9. 清场与消毒

（1）操作结束后，及时清理生物安全柜内的物品，用 0.5% 次氯酸钠溶液和 75% 乙醇擦拭外表面后，移出生物安全柜放入冰箱中。
（2）未使用完的感染性生物材料销毁或放入 BSL-3 级实验室 −70 ℃或以下冰箱，并如实填写操作和处理记录。
（3）将实验区内的污染材料高压处理（121 ℃高压 20 min）后，再集中高压处理。

四、埃博拉病毒 IgG 抗体检测方法（间接法 ELISA）

1. 目的

检测埃博拉病毒特异性 IgG 抗体。

2. 适用范围

适用于人血清中埃博拉病毒特异性 IgG 抗体的检测。

3. 实验前准备

（1）核对被检样品，包括患者的姓名、编号及检测项目等。
（2）检测前应将 60 ℃热灭活 1 h 的待测样品置于 BSL-3 实验室生物安全柜内。
（3）在洗扳机废液收集桶内加入 10% 有效氯的消毒剂，加入量为废液桶总体积的 5%。

4. 检测项目

本方法检测项目为检测血清中埃博拉病毒特异性 IgG 抗体。

5. 检测仪器设备和材料

加样器，温箱，洗板机，含波长 450 nm 的酶标仪，埃博拉病毒 IgG 抗体检测试剂盒等。

6. 检测步骤（具体请参照试剂盒说明书）

（1）将试剂盒在冰箱中取出，放置室温平衡 30 min，使用前将试剂轻轻振荡混匀。

（2）配液：将新鲜配制的注入洗板机的洗液桶内。

（3）加稀释液：每孔加入样品稀释液 100 μL，空白孔除外。

（4）加样：在相应孔中加入待测样品或阳性、阴性对照 10 μL，轻轻振荡混匀。

（5）温育：用封板膜封板后，置 37 ℃ 温育 30 min。

（6）洗板：小心揭掉封板膜，用洗板机洗涤 5 次。

（7）加酶：每孔加入酶标试剂 100 μL，空白孔除外。

（8）温育：操作同步骤（5）。

（9）洗板：操作同步骤（6）。

（10）显色：每孔加入显色剂 A、B 液各 50 μL，轻轻振荡混匀，37 ℃ 避光显色 15 min。

（11）测定：每孔加终止液 50 μL，轻轻振荡混匀，10 min 内测定结果。设定酶标仪波长于 450 nm 处，用空白孔调零点后测定各孔 A 值。

（12）清洗、消毒洗扳机：按洗扳机内置程序分别采用蒸馏水、20% 乙醇和 75% 乙醇进行清洗消毒，30 min 后再用蒸馏水清洗。

7. 结果判定

（1）临界值计算：临界值 = 0.10 + 阴性对照孔 A 均值（阴性对照孔 A 低于 0.05 者以 0.05 计算）。

（2）阴性对照的正常值范围：阴性对照孔 $A \leqslant 0.1$。

（3）阳性对照的正常值范围：$A \geqslant 0.50$。

（4）阳性判定：样品 $A \geqslant$ 临界值者为埃博拉病毒 IgG 抗体阳性。

（5）阴性判定：样品 $A <$ 临界值者为埃博拉病毒 IgG 抗体阴性。

8. 意义

阳性结果表明曾受到埃博拉病毒感染；双份标本检测，恢复期血清抗体阳转，或抗体滴度比急性期抗体滴度有 4 倍及以上升高，可判定埃博拉病毒感染。

9. 清场与消毒

（1）操作结束后，及时清理生物安全柜内的物品，用 0.5% 次氯酸钠溶液和 75% 乙醇擦拭外表面后，移出生物安全柜放入冰箱中。

（2）未使用完的感染性生物材料销毁或放入 BSL-3 级实验室 -70 ℃ 及以下冰箱，并如实填写操作和处理记录。

（3）将实验区内的污染材料高压处理（121 ℃ 高压 20 min）后，再集中高压处理。

（李建东　毛玲玲）

第三部分

发热伴出血症候群主要细菌病原体和寄生虫病原体检测技术

第一章 细菌学和寄生虫检测总体策略

一、细菌检测总体策略

(一) 标本检测的流程

1. 血标本

用于病原的分离培养，病原核酸检测及特异性抗原、抗体的检测（图3-1-1）。

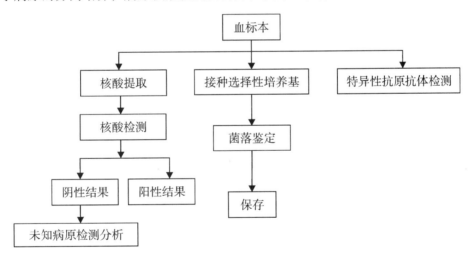

图3-1-1 血液标本细菌检测流程

2. 脑脊液标本

用于猪链球菌的分离培养，病原核酸检测及特异性抗原、抗体的检测（图3-1-2）。

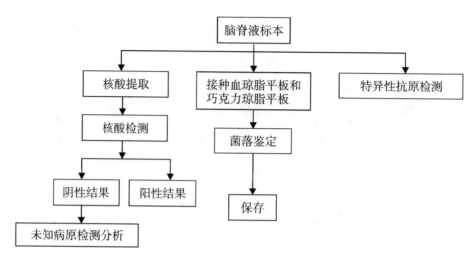

图3-1-2 脑脊液标本细菌检测流程

3. 淋巴液、分泌物标本

只用于鼠疫菌检测,包括细菌分离,核酸检测,抗原检测(图3-1-3)。

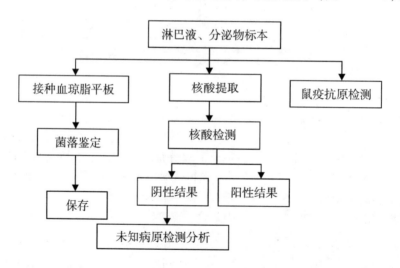

图3-1-3 淋巴液、分泌物标本细菌检测流程

4. 尿液标本

用于钩端螺旋体的核酸检测、分离培养及特异性抗原检测(图3-1-4)。

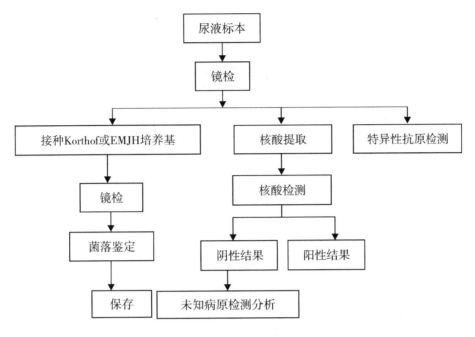

图 3-1-4 尿液标本细菌检测流程

（二）标本处理

发热伴出血症候群细菌检测涉及的标本包括血、分泌物、脑脊液、淋巴液、尿液。

1. 血标本

（1）血培养瓶与各种选择性培养基立即放入孵箱，进行培养。

（2）血液采集管：待血块完全凝固后（放置时间过长会造成溶血，避免留置过夜），1 500 g 离心 5 min，然后用无菌吸管小心取上清分别转入 3 支冻存管。避免吸取血细胞，如果可能的话，不要吸完所有的血清。然后将冻存管（做完检测的血清）放进标本盒，记录剩余血清量和盒中位置，放置于（-20±1）℃，长期用则于（-70±1）℃保存。

2. 脑脊液标本

脑脊液标本送到实验室后，取一部分立即离心，1 000 g 离心 20 min 后用巴斯德吸管吸取上清，进行抗原检测。离心后的沉淀进行剧烈振荡或充分混合。取 1 滴沉淀准备革兰氏染色，1 滴画线接种培养基（直接画线接种于含 2 种抗生素的羊血琼脂平板和巧克力琼脂平板）。也可将一些沉淀接种备用肉汤培养基（如脑心浸液肉汤培养基），进行孵育培养。剩余部分分别进行核酸提取、检测和 -70 ℃ 保存。

3. 分泌物标本

吸取 50～100 μL，直接涂布溶血（0.1%）赫氏琼脂平板，按三段法画线，进行鼠疫菌的培养，吸取 50～100 μL，进行核酸提取和鼠疫菌 PCR 检测，剩余标本于 -70 ℃ 保存。

4. 尿液标本

10 mL 标本分为 2 份,一份 4 mL 用于钩端螺旋体的检测,离心后弃上清,加入 100 μL TE 提取模板,进行钩端螺旋体分离培养及 PCR 检测。另一份 6 mL 用于留样, -70 ℃ 保存。

二、寄生虫检测总体策略

1. 标本检测

血标本:用于巴贝西亚虫的分离培养,病原核酸检测及特异性抗原、抗体的检测。

2. 实验室检测方法

其中包括形态学鉴定、核酸检测方法、病原体分离以及血清学检测方法(图 3-1-5)。

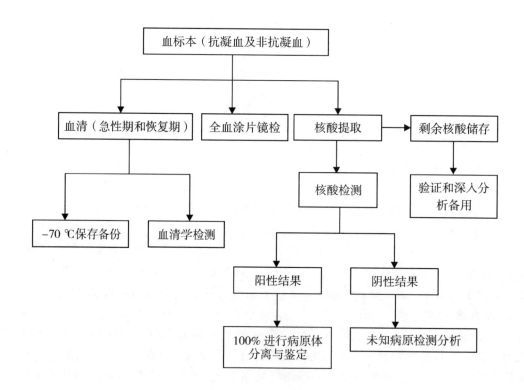

图 3-1-5 寄生虫检测流程

(刘玮 张小爱 刘丽娟)

第二章 鼠疫菌

第一节 基本特征

一、病原学特征

鼠疫是一种危害严重的烈性传染病，原发于啮齿动物之间，能造成人类感染。人类感染鼠疫的传染源主要是啮齿动物，传播媒介主要为蚤类，肺鼠疫患者也可成为传染源，形成人群间传播流行。鼠疫传染性强，传播速度快，病死率高。人类历史上曾发生过3次世界性的鼠疫大流行，死亡者数以亿计。《中华人民共和国传染病防治法》将鼠疫规定为甲类传染病。

鼠疫杆菌属耶尔森氏菌属，为一种短而粗、中端膨大、两端钝圆且两极浓染的卵圆形的革兰阴性短小杆菌，长 $1 \sim 1.5~\mu m$，宽 $0.5 \sim 0.7~\mu m$，无鞭毛，不能活动，不形成芽孢。在动物体内和早期培养中有荚膜。依据硝酸盐还原和甘油酵解及阿拉伯糖的代谢能力，鼠疫耶尔森氏菌分成古典变种、中世纪变种、东方变种和田鼠变种4个生物变种。

鼠疫耶尔森氏菌是典型的异养菌，兼性厌氧，最适生长温度为 $27 \sim 30~℃$，生长耐受温度范围是 $4 \sim 40~℃$。在普通培养基上生长缓慢，在含血液或组织培养液的培养基上 $24 \sim 48~h$ 可形成柔软、黏稠的菌落。在肉汤培养基中，开始呈浑浊，$24~h$ 后表现为沉淀生长，$48~h$ 后逐渐形成菌膜，稍加摇动，菌膜呈"钟乳石"状下沉，此特征有一定鉴别意义。在陈旧培养基及化脓病灶中呈多形性。

鼠疫杆菌在低温及有机体中生存时间较长，在脓痰中存活 $10 \sim 20$ 天，尸体内可活数周至数月，蚤粪中能存活 1 个月以上；对光、热、干燥及一般消毒剂均甚敏感。日光直射 $4 \sim 5~h$ 即死，加热 $55~℃~15~min$ 或 $100~℃~1~min$、5%石炭酸、5%来苏，0.1%氯化汞、5%~10%氯胺均可将病菌杀死。

二、流行病学特征

鼠疫是典型的自然疫源性疾病。其传染源主要为啮齿动物（鼠类），但野生食肉类动物（狐狸、狼、猞猁、鼬等）、野生偶蹄类动物（黄羊、岩羊、马鹿等）、家畜（犬、猫、藏系绵羊等）均可自然感染鼠疫菌，这些染疫动物都可作为人间鼠疫的传染源。人类对鼠疫普遍易感，在感染过鼠疫菌后可获得终身免疫力。

鼠疫的传播途径多种多样，主要有3种：媒介传播、接触传播、空气传播。鼠疫传播媒介主要是通过跳蚤吸血传播。直接接触：人类通过猎捕、宰杀、剥皮及食肉等方式直接接触染疫动物时，细菌可以通过手部伤口进入人体。飞沫传播：肺鼠疫患者呼吸道分泌物中含有大量鼠疫菌，患者通过咳嗽将鼠疫菌排入周围空气中，形成细菌微粒及气溶胶，这种细菌悬浮物极易感染他人。接触肺部感染的染疫动物，如感染鼠疫的狗、猫等，也可以直接经呼吸道感染，引起原发性肺鼠疫。当鼠疫菌感染人发展成为肺鼠疫时，即使在疾病早期也有传染性。人传人的鼠疫传播方式可造成大流行。

鼠疫菌及其宿主与媒介，连同维持宿主与媒介生存的自然条件，构成了维持鼠疫在地球上长期存在的生态体系，称为鼠疫自然疫源地。鼠疫自然疫源地有明显的区域性，鼠疫动物病只在限定的区域内长期存在和流行。鼠疫自然疫源地有明显的季节性和明显的年际流行强度的变化。根据疫源地的地理景观、宿主、媒介、鼠疫菌生态型等特点，目前我国已确定12种类型的鼠疫自然疫源地。松辽平原为达乌尔黄鼠鼠疫自然疫源地，内蒙古高原为长爪沙鼠鼠疫自然疫源地，青藏高原为喜马拉雅旱獭鼠疫自然疫源地，帕米尔高原为长尾旱獭鼠疫自然疫源地，天山山地为灰旱獭、长尾旱獭鼠疫自然疫源地，甘宁黄土高原为阿拉善黄鼠鼠疫自然疫源地，锡林郭勒高原为布氏田鼠鼠疫自然疫源地，呼伦贝尔高原为蒙古旱獭鼠疫自然疫源地，滇西纵谷为齐氏姬鼠、大绒鼠鼠疫自然疫源地，滇闽粤居民区为黄胸鼠鼠疫自然疫源地，青藏高原为青海田鼠鼠疫自然疫源地。

三、临床表现

鼠疫潜伏期较短，一般在1～6天，多为2～3天，个别病例可达8～9天。潜伏期长短与感染细菌数量多少、感染的菌株毒力强弱、感染途径、病型，以及被感染者是否经过免疫接种及个体抵抗力等因素有关。

各型鼠疫患者的一般症状表现为危重的全身中毒症状。发病急剧，恶寒战栗，体温突然上升至39～40℃，呈稽留热。头痛剧烈，有时出现中枢神经性呕吐、头晕、呼吸促迫，很快陷入极度虚弱状态。心动过速，心律不齐，心音弱而不纯，脉搏每分钟120次以上。血压下降，多在10.7～12.0 kPa/6.13～6.67 kPa（80～90 mmHg/45～50 mmHg）范围。重症患者早期出现神经症状，意识不清、昏睡、狂躁不安、谵语、步履蹒跚、颜面潮红或苍白，有时甚至发青，有重病感或恐怖不安，眼睑结膜及球结膜充血，出现所谓的鼠疫颜貌。鼠疫患者如果不及时治疗容易死亡，尤其是肺鼠疫和败血型鼠疫，病死率几乎为100%。

临床可分为腺鼠疫、肺鼠疫、败血症鼠疫、皮肤鼠疫、脑膜炎型鼠疫、扁桃体鼠疫、眼鼠疫、肠鼠疫。

四、实验室检测

鼠疫的诊断主要结合流行病史、临床表现和实验室检查确定。实验室检测分为病原学和血清学。

病原学检测：①从患者标本中检出鼠疫菌特异的 DNA 可确诊。核酸检测阴性不能排除感染。②在患者的淋巴结穿刺液、血液、痰液、咽部或眼分泌物，或尸体脏器、管状骨骺端骨髓标本中分离到鼠疫菌，可确诊。

血清学检测：抗体检测。应用间接血球凝集试验（IHA）检测鼠疫抗体。

五、预防和治疗措施

各型鼠疫的特效药物治疗一般以链霉素为首选，其次是广谱抗菌素。磺胺类药物作为辅助治疗和预防性投药。在遇到抗链霉素鼠疫耶尔森氏菌株的患者时，丁胺卡那在治疗中可以代替链霉素。

鼠疫要采取综合措施防控才能获得最大的效果，包括预防性灭鼠灭蚤，健康教育和疫源地干预措施、疫情上报、加强监测等措施。

参考文献

[1] 俞东征．鼠疫动物流行病学［M］．北京：科学出版社，2009．

[2] 中华人民共和国卫生部疾病控制司．鼠疫防治手册，2001．

[3] 丁淑军，林艺，等．发热伴血小板减少综合征流行病学研究进展［J］．中国人兽共患病学报，2014，30（5）：531-534．

[4] 吴利群，王摇荃．发热伴血小板减少综合征研究进展［J］．解放军医药杂志，2012，11（24）：64-66．

（李伟　海荣　王子江　毛玲玲　任毅）

第二节　检 测 技 术

一、鼠疫菌分离培养

1. 标本接种

（1）新鲜材料可直接涂布溶血（0.1%）赫氏琼脂平板，按三段法画线。

（2）腐败材料可画线于龙胆紫（1：20万～1：10万）溶血平板。

（3）液体材料及骨髓，用灭菌接种环取标本画线。脏器材料先在平板表面压印，再画线，棉拭子可直接涂布于培养基表面。

（4）同一患者或尸体的不同材料可以分格涂于同一平板表面。每份标本接种一式两个平板,一个作分离培养,另一个做鼠疫噬菌体裂解试验。

(5)置28℃温箱培养,于14~96 h内每日观察以发现具有鼠疫菌典型形态的菌落。没有严重污染的平板,必须持续培养7天,无疑似鼠疫菌落出现时方可弃去。

2. 鼠疫噬菌体裂解试验

(1)在标本接种的(4)中用于噬菌体裂解试验的平板上,于画线一侧滴噬菌体1滴,倾斜平板使其垂直流过画线。

(2)分离培养中发现可疑鼠疫菌落时,用接种环取可疑菌落重新画线于溶血(0.1%)赫氏琼脂平板,再滴加鼠疫噬菌体。

(3)置28℃温箱,24 h观察有无噬菌现象,噬菌带宽于噬菌体流过的痕迹时,方可判定为鼠疫噬菌体试验阳性。

二、PCR检测鼠疫菌特异性基因

1. 目标基因

(1)从疑似鼠疫的标本中检测鼠疫菌时,以鼠疫菌的 *fra* 及 *pla* 两个基因的片段作为PCR扩增的目标基因。

(2)针对上述目标基因采用的引物序列和扩增产物的长度如表3-2-1。

表3-2-1 鼠疫菌2个检测基因的引物

目标基因	序列(5′→3′)	片段大小/bp
fra	1F GGAACCACTAGCACATCTGTT	249
	1R ACCTGCTGCAAGTTTACCGCC	
pla	2F ACTACGACTGGATGAATGAAAATC	456
	2R GTGACATAATATCCAGCGTTAATT	

(3)上述引物合成后如为冻干状态,短暂离心后打开,加入适量灭菌三蒸水混合均匀配制成浓度为100 μM的储存液,-20℃保存。使用前配制成10 μM浓度的工作液。

2. 内部对照

(1)内部对照以鼠疫菌EV株DNA为模板,采用上述1F和1R引物首先扩增出 *fra* 基因249 bp片段,再以16S rRNA基因引物F(5′-AGCGGCAGCGGGAAGTAGTT-3′)和R(5′-TCAACCCCTTCCTCCTCGCT-3′)扩增出16S rRNA基因396 bp片段。

(2)采用TOPO TA Cloning Kit克隆 *fra* 基因片段,鉴定为阳性的克隆子质粒采用 *Hpa* Ⅰ酶切,再以T4 DNA连接酶将16S rRNA基因片段连接在上述质粒的缺口中。连接后的质粒再次克隆。成功插入 *fra* 和16S rRNA基因片段的质粒作为内部对照模板。

(3)按上述方法建成的内部对照模板,根据测定的质粒含量配制成浓度为0.56 μg/mL的工作溶液。该对照模板以上述的1F和1R引物扩增的产物长度为645 bp。

3. 试剂保存

引物、dNTP、*Taq* DNA 聚合酶、Goldview 染料、分子量标准（marker）保存于 -20 ℃，均应尽量减少冻融次数。

4. 标本处理

（1）与鼠疫菌分离采取同样的标本，如需长距离运送标本时，标本中可加入 3 倍量的 95% 的乙醇进行浸泡。

（2）组织标本置适当容器中，加等体积蒸馏水，捣碎制成匀浆。体液标本与组织标本匀浆置微型离心管中，封闭管口，置沸水浴中加热 10 min，取上清作为 PCR 反应中的待检标本。

5. PCR 反应

配制总量 25 μL 的 PCR 反应体系如表 3-2-2，采用其他总量时，配方按比例改变。

表 3-2-2 检测鼠疫菌的 PCR 反应体系

组　分	体积/μL
无菌去离子水	13.5
10×反应缓冲液	2.5
4×dNTP 混合物（每种 2.5/mM）	2
引物（1 F、1 R、2 F、2 R）	各 1
内部对照模板（IC）	1
待测标本	1
Taq DNA 聚合酶	1

Taq DNA 聚合酶应在临用前取出，使用前置于冰上，最后加入反应体系，加入完毕后尽快将酶收回冷冻保存，并立即短暂离心反应体系后开始扩增。

（2）PCR 扩增程序：首先 95 ℃ 预变性 5 min；然后 95 ℃ 1 min、55 ℃ 1 min、72 ℃ 1 min 扩增 30 个循环；最后 72 ℃ 保持 5 min。

6. 电泳

（1）反应完毕后，向反应管中加入溴酚蓝指示剂 5 μL，混合均匀，短暂离心。

（2）向电泳胶体的每一孔中加入上述处理的反应产物 8 μL，每一板胶体至少在边缘的 2 孔中加分子量标准。

（3）使用 20 cm 胶体时，80~100 V（不超过 5 V/cm）电压下在 TBE 缓冲液中电泳约 1 h。

（4）用凝胶成像仪读取结果并照相。无凝胶成像仪时可在紫外透射灯下观察结果并用相机照相。

7. 判读结果

（1）电泳后显示符合 249 bp、456 bp 及 645 bp 长度的 3 条带型者为阳性；显示 1

条目标条带与对照条带者为鼠疫弱毒菌；只显示 645 bp 1 条带者为阴性；无扩增条带者应改变对标本的处理方法后再行测试。

（2）显示多数、不规则条带，并与上述预计长度均不相符者为阴性。

（3）在疫源地内首次检出阳性结果时扩增产物应测序以核实真伪；获得正确对照结果但目标带长度不符，或在出现目标长度的条带同时出现额外条带时，应以克隆测序的方法核实。

8. 溶液及电泳胶体制备

（1）0.5 M EDTA（pH 8.0）：在 800 mL 蒸馏水中加入 186.1 g EDTA，在磁力搅拌器上搅拌，用 NaOH（约 20 g）调 pH 至 8.0。然后定容至 1 L，分装后高压灭菌备用。

（2）5×TBE 储存液：取 Tris 54 g、0.5 M EDTA（pH 8.0）20 mL、硼酸 27.5 g，以蒸馏水补足至 1 L。

（3）琼脂糖凝胶：1% 琼脂糖冷却至 50～60 ℃，每 100 mL 加入 5 μL Goldview 染料，倾注胶体。

三、间接血凝试验（IHA）和反相血凝试验（RIHA）

（一）间接血凝试验测定鼠疫 F1 抗体

1. 试剂

（1）鼠疫 F1 抗原致敏血球：抗原致敏血球为戊二醛固化并经单宁酸处理的羊血球，再以 33% 饱和度硫酸铵 2 次盐析提纯的 F1 抗原致敏。

用于间接血凝试验的抗原致敏血球应定期进行试剂质量检测，并符合以下标准：①用细菌凝集效价为 1∶320 的鼠疫全菌免疫血清，血凝滴度应不低于 1∶40 000。②与假结核血清交叉滴度应不高于 1∶5。

（2）单宁酸血球：与鼠疫 F1 抗原致敏血球同一批次的单宁酸血球。

（3）稀释液：含 1% 正常兔血清的生理盐水。

（4）抑制剂：含 50～100 μg/mL 鼠疫 F1 抗原的稀释液。

（5）阳性参考血清。

2. 准备标本

以患者的血清作为标本，标本应经 56 ℃ 灭活 30 min，保存于 4 ℃。

3. 操作步骤

（1）初筛试验操作步骤：

1）每份被检血清在 V 型孔微量血凝板稀释成 5 孔。

2）向每孔分别加入 25 μL 稀释液。

3）在第 1 孔中加入被检血清 25 μL，吸排 4～6 次，充分混匀后，取 25 μL 移至第 2 孔，充分混匀，依次稀释至最后一孔，弃掉 25 μL。

4）分别在各孔内加入 1% 鼠疫 F1 抗原致敏血球 25 μL，振荡混匀。

5）置 37 ℃ 温箱或室温 2 h 后观察结果。

6）结果判定：①"#"表示凝集血球铺满孔底，有明显折边，抗体过量时，凝集呈疏松花圈状；②"+++"表示凝集血球铺满孔底，无折边；③"++"表示血球不完全凝集，在孔底呈整齐的圆圈，但圈内外有非常明显的血球凝集；④"+"表示在孔底形成较小的圆圈，在圈内外只有很少的血球凝集；⑤"-"表示血球全部沉积在"V"型孔的底部，呈整齐的小珠状。

当呈现"++"以上的凝集现象时，进行以下复判操作。

（2）复判操作步骤：

1）每份初筛阳性的血清在V型孔微量血凝板稀释2列，第1列为血凝抑制试验列，第2列为血凝试验列。

2）向第1列每孔内加抑制剂25 μL，向第2列每孔内加稀释剂25 μL。

3）别取被检血清25 μL加入各列的第1孔内，吸排混匀4～6次，再吸取25 μL加入相应列的第2孔内，混匀。

4）依此类推稀释至最后一孔，吸出25 μL弃入消毒液中。置37 ℃温箱10～15 min。

5）在第1、2列各孔中，加入稀释至1%的鼠疫F1抗原致敏血球悬液25 μL。震荡混匀，置37 ℃ 2 h后观察结果。至此，每列第1孔的稀释度为1∶4。

6）每组同时设3组对照：①空白对照：稀释液25 μL +1%鼠疫F1抗原致敏血球25 μL。②阴性对照：1∶20被检血清25 μL +1%单宁酸血球25 μL。③阳性对照：稀释的阳性参考血清+1%鼠疫F1抗原致敏血球25 μL。

7）结果判定：方法同间接血凝初筛试验的结果判定。空白对照、阴性对照孔不应呈现凝集，阳性对照成立。当最终结果血凝抑制列呈"++"凝集的孔比血凝试验列少2孔以上，判定为特异性凝集。阳性血清最终效价为凝集排呈现"++"的最高稀释度。

（二）反相血凝试验测定鼠疫FI抗原

1. 试剂

（1）1%鼠疫FI抗体致敏血球。

（2）抑制剂为1∶100稀释的鼠疫免疫血清。

（3）阳性对照血清：阴性混合血清加F1抗原至1 mg/mL，1∶100稀释后作为阳性对照。

2. 标本准备

测定抗原时，待查患者可采取血清、淋巴穿刺液、咽拭子浸出液、脑脊液等液体标本，也可采取血块等组织标本。尸检则采取各有关的组织标本。将组织标本在灭菌容器中制成悬液，加9倍组织标本体积的稀释液（加5%甲醛）混悬，静置，取上清液作为1∶10标本。

3. 操作步骤

（1）初筛试验操作步骤。

1）每份被检液在"V"型孔微量血凝板稀释成5孔。

2）向每孔分别加入25 μL稀释液。

3）在第1孔中加入被检液25 μL，吸排4～6次，充分混匀后，取25 μL移至第2孔，充分混匀，依次稀释至最后一孔，弃掉25 μL。

4）分别在各孔内加入 1% 鼠疫 F1 抗体致敏血球 25 μL，振荡混匀。

5）置 37 ℃ 温箱或室温 2 h 后观察结果。

6）结果判定：方法同间接血凝初筛试验。

（2）反相血凝的确证试验（复判）。

1）每份初筛阳性的被检材料在"V"型孔微量血凝板做 2 列复判试验，第 1 列为抑制列，第 2 列为凝集列。

2）向抑制列每孔加入 25 μL 抑制剂，向凝集列每孔加 25 μL 稀释液。

3）分别向每列第 1 孔中加入被检液 25 μL，2 列分别进行倍比稀释，方法同上，至每列最后一孔弃 25 μL，室温作用 15 min。

4）各孔内加入 1% 鼠疫 F1 抗体致敏血球 25 μL，振荡混匀，置 37 ℃ 温箱或室温 2h 后观察结果。

5）设置 3 组对照。

空白对照：稀释液 25 μL +1% 鼠疫 F1 抗体致敏血球 25 μL 1 孔。

阴性对照：被检液 25 μL + 1% 单宁酸血球 25 μL。

阳性对照：阳性对照血清 +1% 鼠疫 F1 抗体致敏血球 25 μL。

6）结果判定：方法同间接血凝。当最终结果的空白对照、阴性对照孔不出现凝集现象，阳性对照成立。当抑制列呈"＋＋"凝集的孔比试验列少 2 孔以上，判定为特异性凝集。阳性最终效价为凝集排呈现"＋＋"的最高稀释度。

四、ELISA 检测鼠疫抗体及抗原

（一）ELISA 测定抗鼠疫 IgG 抗体

1. 包被

ELISA 使用酶标通用微量滴定板（平孔底）作为吸附介质，测定抗体时，使用经 33% 饱和度硫酸铵 2 次盐析提纯的 F1 抗原包被，F1 抗原以包被缓冲液配制成 10 μg/mL 溶液，每孔加 100 μL，4 ℃ 过夜，倾去，加封闭液 300 μL（满孔），封闭 24 h。

2. 标本准备

以患者的血清作为标本，标本应经 56 ℃ 灭活 30 min，保存在 4 ℃。

3. 标本稀释

标本稀释应在未包被的微量板上或其他容器中进行。每份标本的首孔加 180 μL 稀释缓冲液，而后各孔加 100 μL。先在首孔中加入血清 20 μL，混匀后吸出 100 μL 加入下一孔中，依次倍比稀释，最后的 100 μL 弃去。

4. 加样

（1）洗板。加样前，新包被的酶标板应倾去孔中的液体，置洗板机上，以洗涤缓冲液洗 3 次。如使用手工洗板，应每孔加洗涤缓冲液 300 μL，置 3 min，倾去，在吸水材料上轻拍除去残留的液体，如此重复 3 次。

（2）将稀释好的标本加入至清洗过的酶标板相应孔中，每次实验还需加入：以缓冲液代替血清的空白对照、1∶10 稀释的已知阴性混合血清对照以及适当稀释的阳性血

清对照。37 ℃静置 60 min，温育时可将酶标板叠放，最上方的酶标板加盖。

5. 加入酶标记第二抗体

（1）完成加样步骤后，倾去孔中的液体，按 4（1）步骤洗板 3 次。

（2）向各孔中加入 1∶1 000（或按说明书）稀释的酶标记第二抗体（通常使用辣根过氧化物酶标记羊抗人 IgG）100 μL，37 ℃静置 60 min。

6. 显色

（1）完成 5（2）步骤后，倾去孔中的液体，按 4（1）步骤洗板 3 次。

（2）在使用辣根过氧化物酶的情况下，加入 TMB 反应液 100 μL，室温中反应 30 min，然后加入终止液（0.5 M H_2SO_4）50 μL。

7. 结果判定

完成显色步骤后，使用酶标仪判读结果。酶标仪以空白对照孔调零，阳性及阴性血清对照孔的读数应符合事先的标定，被检孔 OD 值达阴性对照孔的 2.1 倍时始判为阳性，达到该阳性标准的最高稀释度为抗体的滴度。

（二）ELISA 测定鼠疫菌 F1 抗原

1. 包被

鼠疫菌免疫兔血清血凝滴度在 1∶40 000 以上，以包被缓冲液 1∶2 000 稀释用于包被，每孔 50 μL。4 ℃过夜，倾去，加封闭液 300 μL（满孔），封闭 24 h。

2. 标本准备

测定抗原时，待查患者可采取血清、淋巴穿刺液、咽拭子浸出液、脑脊液等液体标本，也可采取血块等组织标本。尸检则采取各有关的组织标本。将组织标本在灭菌容器中制成悬液，加 9 倍组织标本体积的稀释液（加 5%甲醛）混悬，静置，取上清液作为 1∶10 标本。

3. 标本稀释与处理

（1）血清、脑脊液等体液标本以稀释缓冲液稀释 10 倍，而淋巴穿刺液、咽拭子浸液和各种组织上清液直接进行稀释。

（2）分 2 列在未包被的微量板上或其他容器中进行稀释。第 1 列为试验列，每孔加稀释缓冲液 50 μL；第 2 列为抑制列，首孔加 180 μL 稀释缓冲液，而后各孔加 100 μL。先在第 2 列首孔中加入标本 20 μL，混匀后吸出 50 μL 加入第 1 列首孔，另 100 μL 加入本列下 1 孔中，依次倍比稀释，最后的 100 μL 弃去。

（3）第 2 列每孔中加入以稀释缓冲液 1∶20 稀释的鼠疫菌免疫兔血清 50 μL。

（4）稀释好的试验列及抑制列 37 ℃静置 60 min，温育时可将酶标板叠放，最上方的酶标板加盖。

4. 加样

（1）加样前，按前文"ELISA 测定抗鼠疫 IgG 抗体"中的相关规定洗板。

（2）将稀释并处理好的标本加至清洗过的酶标板相应孔中，每次实验还需加入：以缓冲液代替标本的空白对照，1∶100 稀释的已知阴性混合血清对照以及 1∶100 稀释的同一阴性混合血清加 F1 抗原至 1 mg/mL 作为阳性对照。37 ℃静置 60 min，温育时可将酶标板叠放，最上方的酶标板加盖。

5. 结合单克隆抗体

（1）加入抗体前，按酶联免疫吸附试验 4（1）规定洗板。

（2）小鼠抗鼠疫菌 F1 抗原 IgG 单克隆抗体杂交瘤腹水，首先加硫酸铵至 25% 饱和度，弃去沉淀；再加硫酸铵至 33% 饱和度，收集沉淀，以稀释缓冲液溶解配制成 1.8 mg/mL 溶液，4 ℃ 保存。使用前 1∶4 000 稀释，每孔中加入 50 μL，室温或 37 ℃ 静置 60 min。

6. 加入酶标记第二抗体

（1）加第二抗体前，按酶联免疫吸附试验 4（1）规定洗板。

（2）向各孔中加入 1∶1 000（或按说明书）稀释的酶标记（通常使用辣根过氧化物酶标记）羊抗鼠 IgG 200 μL，室温或 37 ℃ 静置 60 min。

7. 显色

按酶联免疫吸附试验的显色步骤进行显色操作。

8. 判读结果

首孔稀释度以 1∶200 计，阳性及阴性血清对照孔的读数应符合事先的标定，被检孔 OD 值达阴性对照孔的 2.1 倍时始判为阳性，达到该阳性标准的最高稀释度为抗体的滴度，抑制列至少低于试验列 4 倍时判断为特异性结果。

（三）液体配制

1. 包被液配方

Na_2CO_3 1.59 g、$NaHCO_3$ 2.93 g，加蒸馏水至 1 000 mL。

2. 封闭液

5% BSA。

3. 洗涤缓冲液（pH 7.4）

NaCl 8.2 g、KH_2PO_4 0.2 g、Na_2HPO_4 2.9 g、KCl 0.2 g、吐温 0.5 mL，加蒸馏水至 1 000 mL。

4. 稀释缓冲液

NaCl 8.2 g、KH_2PO_4 0.2 g、Na_2HPO_4 2.9 g、KCl 0.2 g，加蒸馏水至 1 000 mL。

5. 终止液

0.5 M H_2SO_4。

五、胶体金纸上色谱方法检测鼠疫菌抗体及抗原

1. 胶体金纸上色谱方法检测鼠菌疫抗体

（1）标本准备：以患者的血清作为标本。

（2）检测：拆开鼠疫 F1 抗体胶体金检测试剂的包装，将以生理盐水 1∶10 稀释的血清 200 μL 滴入加样孔内，从滴加样品开始计时，15 min 后观察结果。

（3）判读结果：出现 2 条紫红色条带，即质控线和检测线皆显色为阳性结果；仅质控线显色为阴性结果；无条带出现或仅有检测线出现，说明试剂失效，应重新检测。

2. 胶体金纸上色谱方法检测鼠疫菌抗原

（1）标本准备：测定抗原时，待查患者可采取血清、淋巴穿刺液、咽拭子浸出液、脑脊液等液体标本，也可采取血块等组织标本。尸检则采取各有关的组织标本。将组织标本在灭菌容器中制成悬液，加 9 倍组织悬液体积的稀释液（加 5% 甲醛）混悬，静置，取上清液作为 1∶10 标本。

（2）检测：拆开鼠疫 F1 抗原胶体金检测试剂的包装，将待测标本 200 μL 滴入加样孔内，从滴加样品开始计时，15 min 后观察结果。

（3）判断结果：出现 2 条紫红色条带，即质控线和检测线皆显色为阳性结果；仅质控线显色为阴性结果；无条带出现或仅有检测线出现，说明试剂失效，应重新检测。

（海荣　李伟　赵卓）

第三章 猪链球菌

第一节 基本特征

一、病原学特征

猪链球菌（*Streptococcus suis*）近年来已成为一种重要的人兽共患病病原，据美国 *Clinical Infections Diseases*（CID）杂志报道，截至 2009 年，全球共有 858 例感染病例；而据美国最新的 *Emerging Infections Diseases*（EID）杂志报道，截至 2012 年年底，全球猪链球菌感染病例已高达 1 584 例。过去猪链球菌在人群中的感染暴发流行并不常见，长期以来我国对猪链球菌的关注研究较少，但我国面临着猪链球菌感染暴发流行加重的威胁。1998—1999 年，江苏省部分地区连续 2 年在盛夏季节暴发该病，不但造成大量猪死亡，而且有数十人感染致死。2005 年 6—8 月，四川省资阳地区暴发人－猪链球菌病，累计报告人感染猪链球菌病例 204 例，其中死亡 38 例。在中国，这 2 次暴发的重症死亡病例多表现为链球菌中毒性休克综合征（STSS）。

猪链球菌在细菌分类学上属厚壁菌门、芽孢杆菌纲、乳杆菌目中的链球菌科、链球菌属，是一种不形成芽孢但具有荚膜的革兰氏阳性球菌。一般属于兼性厌氧菌，生长最适温度为 37 ℃。猪链球菌在新鲜血平板上，在 5% 的 CO_2 培养箱中进行 37 ℃ 培养 24 h，形成的菌落直径为 0.5～1.0 mm，表面光滑、湿润、突起、边缘整齐、半透明带灰白色，菌落周围有轻微溶血环。一般随着培养时间延长，菌落增大，可逐渐变为不透明，溶血现象更明显。多数菌株在含绵羊血琼脂培养板上表现为 α 溶血。透射电镜观察在细胞壁周围有黏液状荚膜成分。猪链球菌依据荚膜多糖抗原特性的不同可分为 35 个血清型，即 1～34 和 1/2 型（指同时含有 1 型和 2 型抗原的菌株）。健康猪在其鼻腔、扁桃体、上呼吸道、生殖道中能携带各种血清型的猪链球菌，但只有少数的血清型能引起猪感染，包括 1～9 和 14 型，猪链球菌血清型 2 型（*Streptococcus. suis serotype* 2，SS2）也称 2 型猪链球菌，对于人和猪都是致病力最强的。2 型猪链球菌在我国引起人、猪共感染发病，其流行之广、引起发病的人、猪数量之多实属罕见。2 型猪链球菌在水中 60 ℃ 可以存活 10 min，50 ℃ 为 2 h，0 ℃ 的灰尘中可存活 30 天，在粪便中可以存活 90 天，在腐尸中存活 42 天，60 ℃ 30 min 可以灭活。在污染猪舍的清洗过程中，常用的消毒药和清洁剂在 1 min 内既可杀死 2 型猪链球菌。

二、流行病学特征

猪链球菌全球病例主要来自中国台湾（36%），越南（30%）和中国内地（22%）。有超过一半的病例来自西太平洋地区（53%），36%来自西南亚地区，10.5%来自欧洲，0.5%来自美国。感染病例的整体职业暴露率为38.1%，发展中国家的职业暴露率（83.8%）比其他国家（英国、荷兰和日本）要高。误食病猪肉的感染病例报道主要来自于亚洲（中国台湾和越南）；合并率占37.3%，皮肤伤口感染占了感染病例的1/4。从1 156例患者检出的猪链球菌中，最常见的血清型是血清2型（86.5%），其次是血清14型（2.3%）和血清1型（0.6%）。血清4、5、16和24型各占1例。一般认为，猪群是否会引起猪链球菌病与其带菌率的高低并无直接关系，而与不同2型菌株的致病力差异有关，这种致病力差异与不同菌株基因型有直接关系。据国内外分子流行病学调查研究分析认为，携带MRP^+ EF^+基因型菌株的猪可能是本病的主要潜在传染源。但MRP和EF并不能作为判定2型猪链球菌毒力的唯一指标，因为多数北美致病株并不含有这2个毒力因子。此外，2005年人猪链球菌病在中国暴发后，中国中科院基因组研究所通过测序发现89K毒力岛。在扩大检测菌株范围后，研究者发现只有在1998年以后暴发的STSS患者和病猪分离株中存在89K，在2005年的健康猪分离株和1998年以前分离的弱毒力分离株中则未检测到89K，在国外致病株和无毒株中也未发现89K的存在，这提示89K的出现可能与中国的人猪链球菌病暴发有关，但其是否能作为中国强毒株的检测标志，则有待于更多的研究才能确定。

三、临床表现和临床诊断

据最新的EID杂志报道，脑膜炎是猪链球菌感染最常见的临床并发症，其合并率达到68.0%，其次是败血症（25.0%）、关节炎（12.9%）和心内膜炎（4.6%）。STSS在中国的两次暴发流行中较常见，感染病例中将近有64.0%和28.9%的患者出现STSS，在中国台湾达到37.7%。在存活者中，耳聋和前庭功能紊乱是最常见的后遗症，合并率分别达到39.1%和22.7%。脑炎型可见脑膜充血，出血甚至淤血，个别脑膜下积液，脑组织切面有点状出血，其他病变与败血症相同。败血症型剖检可见各器官充血，全身淋巴结有不同的肿大，脾肿大1~3倍，成暗红色，边缘有黑红色出血性梗死区。关节炎型多见关节肿胀、充血、滑液浑浊，严重者软骨坏死，关节周围组织多发性化脓。淋巴结脓肿型剖检可见腔内有黄色胶冻样或菜花样赘生物。根据猪链球菌病的临床症状和病理剖解变化可进行初步诊断。

四、微生物学诊断和分子诊断

在报道的病例中，血和脑脊液培养物最常用于微生物学诊断和分子诊断。传统的微生物学技术能够从血和脑脊液培养物中分离出2型猪链球菌，光镜检查可从血琼脂平板上或 THB 培养物中取菌落或菌液涂片，革兰氏染色后进行镜下观察，为阳性球菌。利用猪链球菌的一些生化特性可进行进一步鉴定。例如，纯培养做细菌生化实验显示为：葡萄糖（+）、蔗糖（+）、麦芽糖（+）、七叶苷（+）、果糖（+）、覃糖（+）、卫柔醇（-）、木糖（-）、甘露醇（-）、鼠李糖（-）、淀粉水解（-）、靛基质（-）、V-P 试验（-）、MR 试验（+）。无论是传统的生化鉴定试验还是商业化的生化鉴定系统，猪链球菌感染的误诊都很少见。这种细菌在最初的培养物中常被当作草绿色链球菌。实际上，在中国台湾将近有 70% 的草绿色链球菌感染在后来的调查中最后被确诊为是猪链球菌感染。两大商业生化鉴定系统（BD Phoenix™-100 全自动细菌鉴定和 VITEK 全自动微生物分析系统）的鉴定结果有时候会有一定差异。此外，在无需对病原菌分离的基础上，亦可建立在血清学的基础上，快速对 2 型猪链球菌进行检测，这项技术正是新发展的免疫胶体金检测技术。应用 2 型猪链球菌的多克隆抗体，根据双抗体夹心法的原理，研制出了能检测到 2 型猪链球菌的胶体金试纸条，有利于对猪链球菌病的了解和控制。此外采用双抗原夹心法建立了检测 2 型猪链球菌抗体胶体金检测技术，有助于了解人群或动物群体中针对猪链球菌的免疫状况，可以作为一种针对我国 SS2 血清学流行病学调查的方法[13]。然而，传统的细菌学生化鉴定，血清血鉴定通常即费时又费力，而且敏感性不高。

近年来，随着分子生物学技术的发展，基于核酸分子序列的差异，国内外研究者又建立了多种方法来检测猪链球菌。

（1）PCR 检测技术。使用 2 型猪链球菌的特异性 PCR 分子技术手段能提高检测的准确率，但是 PCR 检验技术也仅能提供阳性扩增产物的片段大小信息，不足以提供确证结论，在某些情况下可能会造成假阳性情况。因此，还必须在 PCR 的基础上，再进一步利用其他方法，才能获得明确的验证结果。例如，可以将获得的 PCR 扩增产物，与预期能与其匹配的探针进行杂交来进行确证。或者将 PCR 产物进行 DNA 序列解析，经过测序后，获得 DNA 的明确的核苷酸序列，最后与国际核酸数据库 GenBank/DDBJ/EMBL 进行 BLAST 比对分析，即可获得准确的分析结果。

（2）基于遗传多样性的分型手段。通过猪链球菌的遗传多样性可对其进行分型和验证，包括随机扩增多态性 DNA 反应（RAPD），脉冲电场凝胶电泳（PFGE）和核糖体分型。利用多位点序列分型对越南菌株进行分离，鉴定到 98% 的菌株属于序列型 1（ST1），2005 年在中国暴发的分离株以序列 7 型也属于克隆群 1。

五、猪链球菌病的预防和治疗措施

在猪链球菌疫区或流行猪场可以使用疫苗进行免疫预防，研制能有效预防猪链球菌感染的疫苗是成功防治该病的关键。做好畜舍的清洁、消毒，限制人员和猪的移动，去除引起创伤的诱因，以及适宜的环境对策对防治本病起到关键作用。多种抗生素对猪链球菌有效，猪链球菌对青霉素的敏感性一般为 80%～95%。最小抑菌浓度试验表明，大多数分离株对青霉素中度敏感，对阿莫西林、氨苄青霉素等高度敏感，对四环素、林可霉素、红霉素、卡那霉素、新霉素、链霉素等则具有高度的抵抗力。

参考文献

[1] WERTHEIM H F, NGHIA H D, TAYLOR W, et al. *Streptococcus suis*: An emerging human pathogen [J]. Clinical Infectious Diseases, 2009, 48 (5): 617-625.

[2] HUONG V T, HA N, HUY N T, et al. Epidemiology, clinical manifestations, and outcomes of *Streptococcus suis* infection in humans [J]. Emerg Infect Dis, 2014, 20 (7): 1105-1114.

[3] GOTTSCHALK M, SEGURA M, XU J, et al. *Streptococcus suis* infections in humans: the Chinese experience and the situation in North America [J]. Anim Health Res Rev, 2007, 8 (1): 29-45.

[4] YU H J, JING H Q, CHEN Z H, et al. Human *Streptococcus suis* outbreak, Sichuan, China [J]. Emerging Infectious Diseases, 2006, 12 (6): 914-920.

[5] MAROIS C, LE DEVENDECL L, GOTTSCHALK M, et al. Detection and molecular typing of *Streptococcus suis* in tonsils from live pigs in France [J]. Can J Vet Res, 2007, 71 (1): 14-22.

[6] HUANG Y T, TENG L J, HO S W, et al. *Streptococcus suis* infection [J]. J Microbiol Immunol Infect, 2005, 38 (5): 306-313.

[7] LUN Z R, WANG Q P, CHEN X G, et al. *Streptococcus suis*: an emerging zoonotic pathogen [J]. Lancet Infect Dis, 2007 7 (3): 201-209.

[8] 熊德芹, 钟官武. 猪链球菌病的特点及防制 [J]. 疾病防护, 2010, 144-45.

[9] STAATS J J, FEDER I, OKWUMABUA O, et al. *Streptococcus suis*: past and present [J]. Vet Res Commun 21, 1997 (6): 381-407.

[10] VECHT U, WISSELINK H J, JELLEMA M L, et al. Identification of two proteins associated with virulence of *Streptococcus suis* type 2 [J]. Infect Immun, 1991, 59 (9): 3156-3162.

[11] 何孔旺, 倪艳秀, 王继春, 等. 猪链球菌 2 型的分子流行病学研究 [J]. 中国人兽共患病杂志, 2002, 18 (5): 45-47.

[12] CHEN C, TANG J, DONG W, et al. A glimpse of streptococcal toxic shock syndrome from comparative genomics of *S. suis* 2 Chinese isolates [J]. PLoS One, 2007 2 (3): e315.

[13] YANG J, JIN M, CHEN J, et al. Development and evaluation of an immunochromatographic strip for detection of *Streptococcus suis* type 2 antibody [J]. J Vet Diagn Invest, 2007, 19 (4): 355-361.

[14] YE C, ZHU X, JING H, et al. *Streptococcus suis* sequence type 7 outbreak, Sichuan, China [J]. Emerg Infect Dis, 2006, 12 (8): 1203-1208.

(姜永强　袁媛)

第二节 检 测 技 术

1. 目的
说明猪链球菌分离、鉴定及菌株保存的操作程序。

2. 范围
适用于从临床标本中猪链球菌的分离、鉴定及保存的相关操作。

3. 生物安全要求
在 BSL-2 级生物安全实验室的生物安全柜中进行操作。

4. 试剂、材料与仪器
血平板、冻存管、-25 ℃或 -70 ℃冰箱、CO_2 培养箱、恒温培养箱、显微镜、二级生物安全柜等。

5. 猪链球菌病原体分离
采集患者的血、脑脊液等标本，血液、脑脊液涂片，火焰固定后进行革兰氏染色，油镜下观察是否有短链状革兰阳性球菌。将标本接种于含 15 μg/mL 多黏菌素 B，30 μg/mL 萘啶酮酸的脑心培养基，或直接画线接种于含 2 种抗生素的琼脂平板，置于 5%CO_2 培养箱或蜡烛缸中 37 ℃培养。

6. 猪链球菌生物化学和形态特征鉴定
猪链球菌的实验室检测主要是对细菌培养所获得的菌株分离后进行形态学、生化鉴定，血清分型以及特异性基因检测。目前尚无成熟的特异性抗体检测方法。

（1）形态学鉴定。

猪链球菌在血平板上呈直径 0.5～1 mm 的细小菌落，灰白色，半透明，边缘整齐，凸起，光滑，α 溶血（偶尔也有弱 β 溶血或 α 溶血、β 溶血现象均不明显）。

（2）生化鉴定。

对分离到的菌株应用 API 生化鉴定系统的 Api20-step 手工鉴定条及 Vitek-compact 2 或其他生化鉴定系统进行鉴定，可直接鉴定到种。也可以重点做 V-P 试验，七叶苷水解试验，6.5% 的氯化钠生长试验，45 ℃、10 ℃生长试验，胆汁耐受（麦康凯培养基）试验。如结果依次为阴性、阳性、阴性、阴性、阴性、阴性，可初步判定为猪链球菌。

7. 猪链球菌免疫学检测
对经过生化鉴定的菌株用猪链球菌 1～34 型血清或用单克隆抗体进行分型。

实验方法：取 1 滴链球菌分型血清或单克隆抗体悬滴于载玻片上，与 1 滴菌悬液充分混合，或用接种环刮取单个菌落直接与血清混合，观察是否出现凝集反应，同时用生理盐水做对照。

8. 猪链球菌分子检测
分子鉴定（PCR 检测和序列分析）：挑取分离纯化的菌落或选择平板上湿润的可疑菌落，利用特异引物进行 PCR 扩增。进行链球菌属特异性基因（*tuf*）、猪链球菌种特异性、猪链球菌 2 型荚膜多糖基因（*cps* 2J）、猪链球菌溶菌酶释放蛋白（MRP）编码基因片段（*mrp*）、猪链球菌溶血素基因（*sly*）等检测。

（1）检测链球菌属特异基因片段 *tuf*：产物长度 197 bp。

上游引物：5′-GTACAGTTGCTTCAGGACGTATC-3′；

下游引物：5′-ACGTTCGATTTCATCACGTTG-3′。

（2）检测猪链球菌种特异性 16S rRNA 片段：产物长度 294 bp。

上游引物：5′-CAGTATTTACCGCATGGTAGATAT-3′；

下游引物：5′-GTAAGATACCGTCAAGTGAGAA-3′。

（3）检测猪 2 型链球菌特异性荚膜多糖编码基因片段 *cps*2J：产物长度 450 bp。

上游引物：5′-GTTGAGTCCTTATACACCTGTT-3′；

下游引物：5′-CAGAAAATTCATATTGTCCACC-3′。

（4）检测溶菌酶释放相关蛋白编码基因片段 *mrp*：产物长度 532 bp。

上游引物：5′-GGTATACCTTGCTGGTACCGTTC-3′；

下游引物：5′-AGTCTCTACAGCTGTAGCTGG-3′。

（5）检测溶血素基因片段 *sly*：产物长度约 1 488 bp。

上游引物：5′-AGAAAAAGTTCGCACTT-3′；

下游引物：5′-CTCTATCACCTCATCCG-3′。

（姜永强　袁媛）

第四章 钩端螺旋体

第一节 基本特征

一、病原学特征

钩端螺旋体病是由致病性钩端螺旋体引起的自然疫源性全身感染性人兽共患病，广泛分布于世界各地，主要传染源是鼠和猪。人感染后起病急、早期高热，中后期呈全身性出血倾向，动物临床表现多样，以发热、黄疸、贫血、流产等为主。

钩端螺旋体属于螺旋目、钩端螺旋体科。而钩端螺旋体科有钩端螺旋体属和细丝体属2个属，钩端螺旋体属又由问号和双曲钩端螺旋体2个种构成。其中问号钩端螺旋体有24个血清群和259个血清型，国内有18个血清群76个血清型；双曲钩端螺旋体有39个血清群和66个血清型，国内有14个血清群20个血清型。钩端螺旋体的致病性主要与血清型相关。

钩体具有特殊的外形和结构，菌体非常纤细，呈细长丝状或圆柱形，螺旋盘绕细致、规则、紧密，长为 $6\sim10~\mu m$，有 $12\sim18$ 个螺旋，直径 $0.1\sim0.2~\mu m$，菌体一端或两端常弯曲呈钩状，沿中轴旋转运动。在暗视野显微镜下观察，其一端或两端弯曲呈钩状，运动活泼，菌体呈C形、S型或逗点状。钩体的运动方式主要是沿着长轴旋转，菌体中央部分僵直，两端比较柔软，呈扭转运动。钩体不易被苯胺蓝类染料着色，常用镀银染色法检测。可在土壤和地表水（pH中性范围）存活数日，在盐水中仅存活数小时。

二、流行病学特征

钩端螺旋体病分布广泛，世界五大洲均有此病报告。我国是受钩体病危害十分严重的国家，自1955年本病被列入法定报告传染病以来，全国累计报告250多万病例，死亡2万多人，全国除新疆、甘肃、青海、宁夏外，其他27个省（市）、自治区均有病例报告（数据不包括台湾省）。钩体病与洪涝灾害和降雨量多少有着密切关系，我国发生过几十次大规模钩体病流行，年发病率高达10/10万以上特大流行有10次，其中9次发生在洪涝灾害之年。20世纪90年代后，钩体病发病率呈下降趋势，但每年仍在不同地区出现散发病例或局部暴发流行。

自然界中感染钩端螺旋体的动物种类非常广泛，全球有238种以上，我国多达67种，其中流行病学意义最大的是鼠类和猪，个别地区犬和蛙也具有比较重要的传染源作用。根据传染源的不同可以将疫源地分为2种类型。一种为自然疫源地，以啮齿类动物为主要传染源；另一种为经济疫源地，以家畜特别是猪为主要传染源。

各种带菌动物由尿、乳、唾液和精液排出钩体，尤其是尿的排菌量大。钩端螺旋体通过健康或破损皮肤和黏膜侵入人体使人患病，感染方式可分为间接接触感染和直接接触感染。前者是暴露于被带菌动物尿液污染的水体、土壤、植被等环境，后者指人直接暴露于带菌动物及其排泄物，根据人类接触感染钩体的方式，其流行形式主要可划分为稻田型、洪水型和雨水型3种。

人群对钩端螺旋体普遍易感。感染发病后主要产生本群特别对本型的免疫保护力，对某些异群也有一定的交叉免疫保护作用，例如黄疸出血型和波摩那型，黄疸出血型和犬型，波摩那型和流感伤寒型之间都存在着较强的交叉免疫作用。

三、临床表现

钩体病一年四季均可发病，但以夏秋季为流行高峰，钩体病潜伏期一般为7～14天，平均10天。典型临床表现是"三症状"（寒热、酸痛、全身乏力）和"三体征"（眼红、腿痛、淋巴结肿大）

早期（起病后1～3天）通常表现为"重感冒样"症状，主要是由于钩端螺旋体通过皮肤黏膜进入血循环，引起菌血症和中毒血症。患者出现畏寒、发热、头痛、乏力、眼结膜充血、浅表淋巴结肿大、全身肌肉疼痛特别是腓肠肌疼痛和触痛，有的病例可出现呕吐、腹泻等胃肠道症状。患者早期症状与感染的菌型、细菌毒力、个体免疫力水平等因素有关，临床上有许多患者表现为症状不典型或仅有轻微症状，并极易误诊为感冒。部分患者早期得到及时有效抗菌素治疗后，即可痊愈，而另有部分病例发展到中期（在起病后3～14天），将出现不同程度的器官损害。如鼻衄、咯血、肺弥漫性出血、皮肤黏膜黄疸或出血点；肾型患者出现蛋白尿、血尿、管型尿等肾功能损害；脑膜脑炎型患者出现剧烈头痛、呕吐、颈强直及脑脊液成分改变。大部分病例经过2周后进入恢复期，很快恢复健康，黄疸出血型患者恢复期较长，可达3个月或更久。但另有少数患者，出现不同程度后发症。在急性期退热后6个月内（个别可长达9个月）再次出现一些症状或器官损害表现。常见的后发症有后发热、眼后发症、变态反应性脑膜炎等。为了临床诊治和抢救方便，一般将钩端螺旋体病分为流感伤寒型、肺出血及肺弥漫性出血型、黄疸出血型、脑膜脑炎型和肾型。

四、实验室诊断

钩端螺旋体病的诊断主要结合流行病史、临床表现和实验室检查来确定。实验室检测分为病原学和血清学。

病原学检测：①从患者标本中检测到钩端螺旋体特异性 DNA 可确诊。核酸检测阴性不能排除感染。②在患者的血液、脑脊液或尿液中分离到钩端螺旋体，可确诊。

血清学检测：应用显微镜凝集试验（MAT）、ELISA 等方法检测钩端螺旋体 IgG 抗体，患者恢复期血清比早期血清抗体效价升高 4 倍或 4 倍以上，则可诊断。

五、预防和治疗措施

由于全国疫情分布广泛，钩体病的防治工作必须贯彻预防为主的方针才能控制本病的流行。对流行严重的省区进行流行病学监测，采取有针对性的防控措施，如防鼠灭鼠、防治洪涝灾害、健康教育、免疫接种、预防服药等，降低发病率。

参考文献

[1] 田克恭. 人与动物共患病 [M]. 北京：中国农业出版社，2012.

[2] GUERRA M A. Leptospirosis：public perspectives [J]. Biologicals, 2013, 41 (5)：295 - 297.

[3] CANN K F, THOMAS D R, SALMON R L, et al. Extreme water-related weather events and waterborne disease [J]. Epidemiol Infect, 2013, 141 (4)：671 - 686.

（蒋秀高　刘敏　任丽萍　赵卓）

第二节　检测技术

一、钩端螺旋体疑似病例判断标准

1. 流行病学史

发病前 1～30 天接触疫水或动物尿或血。

2. 早期主要症状和体征

（1）发热：起病急，可有畏寒。短期内体温可达 39 ℃左右，常为弛张热。

（2）肌痛：全身肌痛，特别是腓肠肌痛。

（3）乏力：全身乏力，特别是腿软明显。

（4）眼结膜充血：轻者主要在眼球结膜、外眦及上下穹窿部，重者除角膜周围外的全球结膜血管扩张呈网状，无分泌物，不痛，不畏光。

（5）腓肠肌压痛：双侧腓肠肌压痛，重者拒按。

（6）淋巴结肿大：主要为表浅淋巴结及股淋巴结，一般为 1～2 cm，质偏软，有压痛，无化脓。

以上"三症状"（即寒热、酸痛、全身乏力）和"三体征"（即眼红、腿痛、淋巴结肿大）是钩体病的典型临床表现。同时具备 1 和 2 中的（1）、（2）和（3）任何一条即为疑似病例。

二、钩端螺旋体直接镜检、分离培养

(一) 患者血液的直接镜检

(1) 取早期患者血液 1 滴，加蒸馏水 1 滴，使血细胞溶解，在暗视野显微镜下检查有无活动的钩端螺旋体。

(2) 取早期患者静脉血 1~2 mL 于无菌试管中待凝固，离心沉淀，吸取血清与血细胞交界处略显白色的悬液，置于载玻片上，在暗视野显微镜下检查有无活动的钩端螺旋体。

(3) 差速离心暗视野检查法：采集早期患者静脉血 1 mL，加于含 2 mL 枸橼酸钠盐水管中。1 000 r/min 离心 10 min，吸上层血浆置另一清洁管中，3 000~3 500 r/min 离心 30~60 min。弃上清，取沉淀物 1 滴于玻片上，用暗视野显微镜检查有无活动的钩端螺旋体。

(二) 病原体分离培养

1. 患者血液培养

采集早期患者血液，无菌操作接种于 2~3 管 Korthof 或 EMJH 等适宜培养基中，每管按培养基体积的 1% 量接种。血培养管置 28 ℃ 培养。每隔 5~7 天取培养物在暗视野显微镜下观察有无钩端螺旋体生长，若有生长，即为分离阳性。若未见生长，需继续培养 60 天，仍不见钩端螺旋体生长方作阴性处理。

2. 患者尿液培养

接取病后 2 周以上的患者中段尿 30~50 mL 于无菌离心管中，以 3 500~4 000 r/min 离心 1 h。取沉渣 0.3~0.5 mL 接种于第 1 管培养基中，混匀后吸 0.3~0.5 mL 接种于第 2 管，混匀后吸 0.3~0.5 mL 接种于第 3 管。28 ℃ 孵育。每隔 5~7 天取培养物镜检。检查要求同血培养。为提高检出率和减少污染，可在采集尿标本的前一天晚上给患者口服碳酸氢钠（$NaHCO_3$）2~4 g，同时在培养基中加入 100~400 μg/mL 5-氟脲嘧啶或 1/2 000 的磺胺嘧啶。

(三) 培养基制备方法

1. Korthof 培养基的制备

蛋白胨（可用胰蛋白胨代替）400 mg、NaCl 700 mg、KCl 20 mg、$NaHCO_3$ 10 mg、KH_2PO_4 120 mg、$Na_2HPO_4 \cdot 12H_2O$ 1.109 g，加蒸馏水至 500 mL。煮沸 20 min，用滤纸过滤，校正 pH 为 7.2，分装于烧瓶内，每瓶 100 mL，15 磅高压 30 min 灭菌。临用前每瓶无菌操作加入 8~10 mL 经 56 ℃ 灭活 30 min 的无菌正常兔血清。然后将其置于 37 ℃ 孵箱中 48 h，做无菌试验，如有杂菌生长，弃去。

2. EMJH 培养基的制备

(1) 贮存液。

1) 氯化钙/氯化镁贮存液：将 $CaCl_2 \cdot 2H_2O$ 和 $MgCl_2 \cdot 6H_2O$ 各 1 g 溶解到 30 mL 蒸馏水中，贮存于 -20 ℃ 冰箱。

2）硫酸锌贮存液：将 0.4 g $ZnSO_4 \cdot 7H_2O$ 溶解到 20 mL 蒸馏水中，贮存于 -20 ℃ 冰箱。

3）硫酸铜贮存液：将 0.3 g $CuSO_4 \cdot 5H_2O$ 溶解到 2 mL 蒸馏水中，贮存于 4 ℃ 冰箱。

4）维生素 B_{12} 贮存液：将 0.02 g 维生素 B_{12} 溶解到 20 mL 蒸馏水中，贮存于 -20 ℃ 冰箱。

5）吐温 80 贮存液：将 10 g 吐温 80 溶解到 250 mL 蒸馏水中，贮存于 -20 ℃ 冰箱。

6）甘油贮存液：将 10 g 甘油溶解到 20 mL 蒸馏水中，贮存于 -20 ℃ 冰箱。

7）氯化铵贮存液：将 25 g NH_4Cl 溶解到 20 mL 蒸馏水中，贮存于 -20 ℃ 冰箱。

8）维生素 B_1 贮存液：将 0.5 g 维生素 B_1 溶解到 20 mL 蒸馏水中，贮存于 -20 ℃ 冰箱。

（2）BSA 营养液。

溶解 20 g 牛血清白蛋白 V（BSA-V）到 120 mL 蒸馏水，磁力搅拌（避免产生气泡）。从冰箱中取出贮存液，分别加入 3 mL 氯化钙/氯化镁贮存液、2 mL 硫酸锌贮存液、2 mL 维生素 B_{12} 贮存液、25 mL 吐温 80 贮存液、2 mL 甘油贮存液，以及 0.1 g 硫酸亚铁、0.08 g 丙酮酸钠，加蒸馏水至 200 mL，用 1N NaOH 调 pH 至 7.4~7.6。

注意：配液中使用无菌蒸馏水，以避免水生性腐生钩体污染。

（3）缓冲盐溶液。

取 200 mL 蒸馏水，加入 5.039 g $Na_2HPO_4 \cdot 12H_2O$、0.6 g KH_2PO_4、2.0 g NaCl、2.0 mL NH_4Cl 贮存液、2.0 mL 维生素 B_1 贮存液，加蒸馏水至 2 000 mL，调 pH 至 7.4，分装后于 121 ℃ 高压 30 min 灭菌。

（4）完整 EMJH 培养基。

1 800 mL 缓冲盐溶液加 200 mL BSA 营养液。

（5）EMJH 培养基过滤除菌。

将不锈钢滤器清洗干净，取 0.45 μm 和 0.22 μm 2 张滤膜叠在一起，孔径较大的滤膜在上，安放在滤器上，拧紧螺母将其固定。滤器经高压灭菌后，在无菌间进行 EMJH 培养基的除菌过滤。

（6）EMJH 培养基质量控制。

1）无菌试验：培养基接种血琼脂平皿，37 ℃ 培养 2 天，如有杂菌生长，弃去。

2）检查有无腐生性钩端螺旋体或其他杂菌污染：培养基分别置 30 ℃ 培养 1 周，37 ℃ 培养 1 周，室温培养 2 周，观察有无混浊，显微镜检查，如有微生物生长，弃去。

3）生长试验：接种 1/10 体积钩端螺旋体培养物，观察生长情况。

4）营养添加剂：如加入兔血清、胎牛血清增加营养，必须先进行 MAT 试验，MAT 检测阴性的血清才能使用。

三、钩端螺旋体 PCR 检测

1. 引物

引物 1（G1）：5′-CTGAATCGCTGTATAAAAGT-3′；引物 2（G2）：5′-GGAAAA CAAATGGTCGGAAG-3′。扩增产物大小为 285 bp。

2. 血液标本的预处理

（1）血液消化液配制：10 mM Tris-HCl、10 mM EDTA、50 mM NaCl、2% SDS，临用前每毫升加 0.3 mg 蛋白酶 K。

（2）血液标本预处理过程：0.2 mL 全血加 0.5 mL 血液消化液，置 56 ℃ 水浴作用 1 h，13 400 g 离心 15 min，取上清液备用。

3. 钩端螺旋体 DNA 提取 Boom 法

（1）裂解液（L6）配制：GuSCN（异硫氰酸胍）120 g、0.1M Tris-HCl（pH 6.4）100 mL、0.2 M EDTA 22 mL，混合后用 NaOH 调 pH 至 8.0，加 Triton X-100 2.6 g。

（2）硅藻（Diatom）配制：三蒸水 50 mL、32%（W/V）HCl 500 μL、Celite 10 g，分装小玻璃瓶、高压灭菌。

（3）清洗缓冲液（L2）配制：GuSCN 120 g、0.1M Tris-HCl（pH 6.4）100 mL，置连续振荡的 60～65 ℃ 水浴促使 GuSCN 溶解。

（4）操作步骤：取样品液（菌液/血清/血液预处理液）0.1 mL；加裂解液（L6）0.9 mL；加硅藻（Diatom）40 μL；充分混合，立即以 13 400 g 离心 5 min，沉淀二氧化硅 – DNA 复合物；用 0.5 mL 清洗缓冲液洗涤复合物，以 13 400 g 离心 5 min，洗涤 2 次；用 0.5 mL 70% 乙醇洗涤复合物，以 13 400 g 沉淀离心 5 min，洗涤 2 次；用 0.5 mL 丙酮洗涤复合物，以 13 400 g 离心 5 min，洗涤 1 次；置 65 ℃ 水浴中干燥 10 min；加 70 μL 三蒸水，充分混合 10 min；以 13 400 g 离心 5 min；吸取上清 50 μL 于另一小离心管中；加 10 mg/mL 蛋白酶 K 2.5μL，置 56 ℃ 水浴作用 10 min；置 100 ℃ 10 min 灭活蛋白酶 K，−20 ℃ 保存或直接用作 PCR 模板。

4. PCR 反应

（1）PCR 反应体系：25 μL 体积 PCR 反应体系包括 10 × PCR 缓冲液 2.5μL、2.5 mM dNTP 2 μL、25 μM 引物 1 和引物 2 各 1 μL、25 mM $MgCl_2$ 1.5 μL、模板 DNA 5 μL、Taq DNA 聚合酶 0.5 μL（2 个活性单位）、三蒸水 11.5 μL。依次加入以上试剂后加 30 μL 灭菌石蜡油，若 PCR 仪有顶盖加热功能则免加石蜡油。

（2）PCR 扩增循环程序：首先 95 ℃ 预变性 5 min；接着 94 ℃ 60 s、55 ℃ 60 s、72 ℃ 90 s 扩增 35 个循环；最后 72 ℃ 延伸 10 min。

5. 扩增产物电泳检测

用 0.5 ×TBE 电泳缓冲液配制 1% 琼脂糖凝胶，加热溶解后加入溴化乙锭（EB），也可在电泳结束后，将凝胶放入溴化乙锭溶液中染色。由于溴化乙锭是强诱变剂，接触被溴化乙锭污染的物品应戴一次性手套。也可采用溴化乙锭替代品，如 GoldView™ DNA 染料。在 PCR 产物中加入适量溴酚兰溶液，混匀后取 5～10 μL 上样，电泳采用 0.5× TBE 缓冲液，于 40 V 恒流电泳 2 h。

6. 结果判定

在紫外透射仪上观察，或照相记录结果。阳性扩增可见分子量为 285 bp 的 DNA 条带。实验中设阴性对照（不加 DNA 模板）和阳性对照（加入已知阳性 DNA 模板），若阴性对照出现阳性或阳性对照出现阴性结果，则本次实验无效。

四、钩端螺旋体血清学检测

（一）显微镜凝集试验（MAT）

1. 抗原的选择和制备

将我国 15 群 15 型钩端螺旋体代表株接种于 Korthof 或 EMJH 等适宜培养基中，28 ℃ 培养 5～7 天，暗视野显微镜检查，每 400 倍视野下不少于 100～200 条，运动活泼并无自凝者可作为显凝抗原。

2. 操作方法

患者血清 56 ℃ 水浴灭活 30 min 后，用生理盐水以 1∶50（早期患者血清）或 1∶100（恢复期患者血清）和 1∶400 两个稀释度作定性试验。两个稀释度血清以及作为对照用的生理盐水各取 50 μL，分别加入反应板每列的 3 个孔中。分别取 15 个代表株钩端螺旋体的培养液 50 μL 加入上述两个稀释度血清及对照生理盐水中。摇匀后 37 ℃ 孵育 1 h。用接种环挑取反应液及对照，放置载物玻片上暗视野显微镜下观察凝集情况。若 1∶100 和 1∶400 稀释血清与某一群钩端螺旋体抗原发生凝集，需进一步稀释该血清再与该群钩端螺旋体抗原进行显凝试验，以测定其凝集滴度。凝集滴度按原血清稀释倍数 ×2 计算。

3. 终点凝集滴度的判定

以出现"++"凝集（即视野中 50% 钩端螺旋体被凝集）的血清最高稀释度作为终点凝集滴度。

（二）间接酶联免疫吸附试验（间接 ELISA）

1. 试剂配制

（1）PBS 缓冲液（10×）：NaCl 80 g、$Na_2HPO_4 \cdot 12 H_2O$ 11.33 g、KH_2PO_4 2 g，加蒸馏水至 1 000 mL，120 ℃ 高压 20 min。

（2）PBS 牛奶溶液：临用前加 5% 脱脂奶粉到 1×PBS 缓冲液中，可加硫柳汞（终浓度为 0.2%）防止污染。

（3）底物贮存液：将 0.219 g ABTS [2, 2′-bisazine (3-ethylbenzyl-thiazoline 6-sulphonic acid)] 溶解到 10 mL 蒸馏水中。注意：ABTS 有强致癌作用，应小心操作。

（4）底物缓冲液：醋酸钠 13.6 g、NaH_2PO_4 6.9 g，加蒸馏水至终体积 1 000 mL，

110 ℃高压 20 min。

（5）双氧水（H_2O_2）稀释液（必须临用前准备）：加 200 μL 的 30% H_2O_2 到 7 mL 蒸馏水中。

2. 抗原制备

用培养 7d 的双曲钩端螺旋体培养物（L. biflexa serovar patoc），每毫升培养物中含 $10^8 \sim 10^9$ 条钩体（暗视野显微镜检查），加福尔马林至终浓度为 0.2%，室温作用 3～4 h，水浴煮沸 30 min，调 pH 至 9.6，以 10 000 g 离心 30 min，上清液即为抗原。

3. 抗原包被

在酶标板每孔加入 150 μL 抗原，置 37 ℃ 3～5 天，直至完全蒸发。抗原板避光放于室温不透气的盒子，或用塑料袋封口保存，抗原可稳定 1 年。

4. 酶标板封闭

临用前用 PBS-milk 洗板 3 次，并在加入 PBS-milk 后置 4 ℃ 过夜或 37 ℃ 1 h，封闭非特异性结合位点。倒掉孔中液体，在滤纸上拍干。

5. 操作步骤

（1）加稀释血清。每份患者血清用 PBS-milk 按 1/400 稀释 2 份进行检测。酶标板预留 8 孔加入从 1/400 到 1/51 200 稀释的阳性血清，2 孔加入 1/400 稀释的"阳性界值"血清，1 孔加入抗原对照，1 孔加入酶结合物对照。加入稀释血清后，酶标板放 37 ℃ 1 h。

（2）加酶结合物。倾出孔中液体，用 1×PBS-milk 洗板 3 次。按工作浓度稀释酶结合物，每孔加入酶结合物 150 μL，37 ℃ 孵育 1 h。

（3）显色反应。倾出孔中液体，用 1×PBS 洗板 3 次。临用前配制底物液：1 mL ABTS 贮存液、20 mL 底物缓冲液、200 μL 双氧水稀释液。每孔加入 150 μL 底物，轻轻振荡酶标板，室温显色 10 min（注意观察颜色变化），每孔加 50 μL 10% SDS 终止反应。

6. 结果分析

用酶标仪在 405 nm 波长测定各孔 OD 值，加入底物液后溶液显绿色表明样本中有钩端螺旋体抗体。用系列稀释的阳性血清的 OD 值制作标准曲线，根据标准曲线计算出每个患者血清的抗体滴度。将 1/400 稀释的"阳性界值"血清的 OD 值在曲线作一标记，作为待检血清的阳性判定界值。

五、钩端螺旋体检测常用的商品化诊断试剂盒（表3-4-1）

表3-4-1　常用钩端螺旋体检测试剂盒

国家	厂商	商品化试剂盒
澳大利亚	PanBio Limited 116 Lutwyche Road Windsor Windsor, Q 4030, Brisbane, Australia Tel：+61 7 3357 1177 Fax：+61 7 3357 1222 E-mail：PanBio@ PanBio. com. au Web site：http：//www. panbio. com. au/	*Leptospira* IgM ELISA test （cat. no. LPM-200）
德国	Bios GmbH Labordiagnostik Reisheimerstrasse 52, D-82166 Gräfeling Postfach 1640, D-82158 Gräfelfing/ München, Germany Tel：+49 89 8988 9541/8988 950 Fax：+49 89 8988 9540/8988 95 E-mail：info@ bios-world. com	（1）The Biolisa kit（Leptospirosis IgG and IgM） （2）Biosave *Leptospira* latex assay （3）Biognost Leptospirosis IgG and IgM（IFA）
美国	PanBio InDx 1756 Sulphur Spring Road Baltimore MD 21227, USA Tel：+1 410 737 8500 Fax：+1 410 536 1212 E-mail：Carl_Stubbings@ PanBio. com. au Web site：http：//www. indxdi. com	（1）Leptospirosis IgM Dip-S-Tick – 10 Test pack cat. No. 5065M – 02 – 10 – 50 Test pack cat. No. 5065M – 01 – 50 （2）*Leptospira* Ig ELISA Test-Cat no. 5065 – 03 – 96
法国	bioMérieux sa 69280 Marcy l'Etoile France Tel. ：（33）04 78 87 20 00 Fax ：（33）04 78 87 20 90 Web site：http：//www. biomerieux. com	LeptoTek Dri Dot
荷兰	KIT Biomedical Research Meibergdreef 39 1105 AZ Amsterdam, The Netherlands Tel：+31 20 566 5431 Fax：+31 20 697 1841 E-mail：lepto@ kit. nl Web site：http：//www. kit. nl	（1）EMJH medium （2）Rabbit antisera （3）Monoclonal antibodies of different anti-*Leptospira* specificities （4）*Leptospira* strains

（蒋秀高　赵卓）

第五章 立克次体

第一节 基本特征

立克次体（Rickettsiae）是一类专性真核细胞内寄生和由节肢动物做媒介传播至人的小杆菌或球杆菌。立克次体科包括立克次体属（*Rickettsia*）和东方体属（*Orientia*）。立克次体属病原体主要分为斑疹伤寒群（typhus group）和斑点热群（spotted fever group）。斑疹伤寒群包括普氏立克次体（*R. prowazekii*）和莫氏立克次体（*R. mooseri*）。普氏立克次体引起流行性斑疹伤寒（epidemic typhus），莫氏立克次体（*R. mooseri*）引起地方性斑疹伤寒（endemic typhus）。斑点热群包括立氏立克次体（*R. rickettsii*）等10多个种。东方体属仅有恙虫病东方体（*O. tsutsugamushi*）一个种，其引起的感染称为恙虫病（scrub typhus）。

立克次体属病原体在体外可以感染不同类型的原核细胞，并在细胞内生长繁殖。立克次体属病原体进入人体或动物体内后，侵入小血管或中等血管内层的内皮细胞，并在细胞内繁殖；单核细胞、巨噬细胞或肝细胞等邻近血管细胞也可被立克次体感染。立克次体在宿主细胞内生长繁殖，引起宿主细胞损伤和裂解，细胞内释放出的立克次体顺着血管丛向全身播散。立克次体感染引起血管内皮细胞损伤，其后内皮细胞发生功能紊乱和活化。感染早期内皮细胞病理损伤与机体应答立克次体感染而引发凝血、细胞因子变化、免疫调节紊乱等，导致"立克次体血管炎"。斑点热立克次体通过肌动蛋白多聚驱动立克次体从宿主细胞内释放使细胞膜破裂。斑疹伤寒立克次体则在宿主细胞内繁殖积聚后引发细胞破裂而释放。另外，立克次体感染增加血管的通透性，引起血管内液的渗出和重要器官水肿。

恙虫病东方体在体内主要感染血管内皮细胞，它也可以感染树突细胞、巨噬细胞、多形核白细胞、淋巴细胞等。恙虫病东方体在宿主细胞内繁殖，然后通过芽出方式从宿主细胞释出。芽出的恙虫病东方体可以通过其包裹的宿主细胞膜与新的宿主细胞膜融合而侵入新宿主细胞，其也可以脱去宿主包膜后裸露入侵新的宿主细胞。

立克次体引起的感染有共同特征，包括与有关媒介节肢动物叮咬或接触后的发热，并有皮疹或叮咬部位焦痂，或有局部淋巴结肿大。实验室检查多有嗜中性粒细胞减少、血小板减少、肝脏转氨酶轻度升高。流行性斑疹伤寒的传播媒介为体虱，故该病又称虱传斑疹伤寒（louse-borne typhus）。其临床主要特征为起病急、持续高热和瘀点样皮疹，常伴有剧烈头痛、背痛，严重患者多有中枢神经系统损伤症状。莫氏立克次体引起的一种类似流行性斑疹伤寒的急性传染病，其传播媒介与流行性斑疹伤寒不同，主要是由鼠蚤（*Xenopsylla cheopis*）作为媒介，所以它又被称为鼠型斑疹伤寒（murine typhus）或蚤传斑疹伤寒（flea-borne typhus）。斑点热立克次体呈全球性分布，不同的斑点热立克次体种所致的感染有不同的病名。立氏立克次体主要存在北美，最早在美国落基山地区发现，其所致感染称为落基山斑点热。落基山斑点热的临床表现最为严重，如不及时治疗，患者多因休克及肾功能衰竭而死亡。斑点热在我国广泛存在。我国存在的斑点热主要是由西伯利亚立克次体（*R. sibirica*）引起的北亚热和由黑龙江立克次体（*R. heilongjiangensis*）引起的远东斑点热恙虫病东方体的传播媒介为恙螨，其引起的恙虫病又称为螨传斑疹伤寒（mite-borne typhus）。恙虫病主要存在于亚洲、西太平洋和印度洋的某些岛屿，以及澳大利亚的东部等地区。

参考文献

[1] WEN B, JIAN R, ZHANG Y, et al. Simultaneous detection of *Anaplasma marginale* and a new *Ehrlichia* species closely related to *Ehrlichia chaffeensis* by sequence analyses of 16S ribosomal DNA in *Boophilus microplus* ticks from Tibet [J]. J Clin Microbiol, 2002, 40 (9): 3286 – 3290.

[2] WEN B, CAO W, PAN H. *Ehrlichia* and Ehrlichial Diseases in China [J]. Ann N Y Acad Sci, 2003, 990: 45 – 53.

[3] LOFTIS A D, MASSUNG R F, LEVIN M L. Quantitative real-time PCR assay for detection of *Ehrlichia chaffeensis* [J]. J Clin Microbiol, 2003, 41: 3870 – 3872.

[4] 温博海. 人埃立克体病 [M] //范学工. 临床新传染病学. 长沙：湖南科技出版社，1999：193 – 209.

（温博海　熊小路）

第二节　检 测 技 术

本检测操作规程适用于立克次体属的斑疹伤寒立克次体、斑点热立克次体、恙虫病东方体的检测。

一、检验程序

（1）检验程序参见图 3 – 5 – 1，依据实验条件选择适当的方法对标本进行检验。

（2）血清标本可以直接采用免疫荧光法检测立克次体抗体。

（3）全血或组织标本可以采用 PCR 或荧光定量 PCR 直接检测标本中的立克次体 DNA。

（4）在有条件的情况下，将样本接种动物、鸡胚或细胞作立克次体病原体分离。

（5）采用染色镜检和免疫荧光镜检感染动物、鸡胚或细胞，确认是否分离到立克次体病原体。

（6）采用免疫荧光法检测感染动物血清中立克次体抗体，采用 PCR 检测感染动物组织或细胞标本中的立克次体 DNA，对感染动物、鸡胚或细胞中的立克次体病原体的种类作进一步确认。

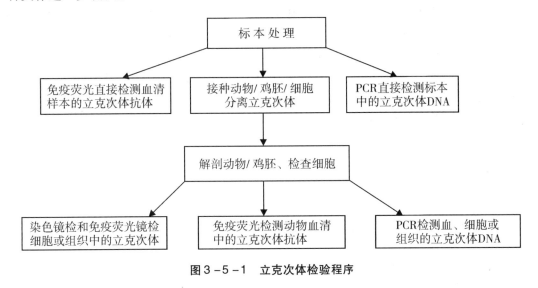

图 3-5-1 立克次体检验程序

二、标本及标本处理

1. 血液标本

（1）病程 1 周内，尽可能在使用抗生素前，采 5～10 mL 静脉血。采集的血液立即接种动物，或每毫升血液中加 20 U 肝素抗凝，将抗凝血置冷藏容器中保存，24 h 内送到实验室进行病原分离。

（2）发病 1 周后，采 5～10 mL 静脉血，500 g 离心 10 min，取血清做血清学诊断。血块用无菌生理盐水研磨成 20% 悬液备用。

2. 活检或尸检标本

淋巴结、脑、脾、肾或肝组织加标本保存液（SPG 缓冲液，配制见本节"八、溶液配制"），用玻璃研磨器研磨成匀浆后制成 10%～20% 悬液，以 500 g 离心 10 min 后，取上清接种。若考虑标本有细菌污染，可在标本中加 100～1 000 U/mL 青霉素，室温作用 30 min 后做病原分离。

三、立克次体病原分离（动物接种）操作程序

（一）豚鼠接种（斑疹伤寒立克次体/斑点热立克次体）

1. 实验动物

300～400 g 健康雄性豚鼠。

2. 分离方法

（1）将处理的血标本或组织悬液经腹腔接种2只雄性豚鼠，每只豚鼠腹腔接种1～2 mL。

（2）每日测量豚鼠体温，并在同一时间用肛表插入豚鼠直肠约1 cm，以水银柱完全停止移动时的刻度值为准，并观察豚鼠活动及进食情况。

（3）豚鼠发热，在发热高峰期将其中1只解剖，取少量脾脏或其他感染组织制作印片，其余脾研磨成悬液接种另外2只正常豚鼠传代；另1只感染豚鼠留作继续观察，在接种后20天左右，采血清检测特异抗体。

（4）豚鼠无发热，于接种后20天左右解剖，取脾脏或其他组织制成悬液再接种健康豚鼠，连续盲传3代。

（二）小鼠接种（恙虫病东方体）

1. 实验动物

BALB/c或昆明种小鼠，健康雄性，18～20 g。

2. 分离方法

（1）接种3只小鼠，每只小鼠腹腔接种0.2～0.5 mL标本。同时用生理盐水接种另外2只小鼠作对照。

（2）每天至少观察1次小鼠的活动及进食状态。在明显发病期（耸毛、消瘦），解剖1只小鼠，取小块脾做印片，其余脾研磨成悬液传代。

（3）无明显发病时，于接种后15天左右解剖小鼠，取脾脏制备匀浆再接种健康小鼠，连续盲传3代。

（三）鸡胚接种分离

1. 实验鸡胚

7～8天龄无特殊病原（SPF）鸡胚。

2. 分离方法

（1）选用7～8天龄无特殊病原（SPF）鸡胚6～10只，在检卵灯上检查鸡胚存活情况，标出气室的位置。

（2）将鸡胚的气室向上，用碘伏棉球在鸡胚气室部位消毒，再用75%酒精消毒，用灭菌的锥子在壳上钻一小孔，孔径约1 mm。

（3）用2 mL注射器（7号针头）吸取依据本节"二、标本及标本处理"内容处理的血标本或组织悬液，沿鸡胚纵轴通过小孔进针约3 cm，注射接种物0.2～0.5 mL。用熔化的石蜡封闭壳孔后将鸡胚放入孵箱，同时留取少许接种物悬液做无菌试验。

（4）接种后的鸡胚于33～35 ℃温箱孵育，温箱内底层需用盘盛满水以维持一定的湿度。每天用检卵灯照蛋1次，72 h内死亡的鸡胚可弃去，将72 h后死亡的鸡胚解剖。

（5）用碘伏消毒鸡胚蛋壳，75%酒精再次消毒，然后用无菌镊子打开气室部分的蛋壳，找到卵黄囊膜后用镊子将整个卵黄囊膜提出，并用镊子将卵黄挤出；取一小片卵黄囊膜涂片，再将剩下的卵黄囊膜放入标本管内，置-20 ℃以下温度冻存。

四、细胞接种

1. 实验细胞
Vero 细胞/L-929 细胞。

2. 分离方法
（1）用细胞培养液稀释细胞，使每毫升约含 5×10^4 个细胞。

（2）将 1 mL 细胞悬液接种于放有圆玻片（直径 12 mm）平底培养板孔内，每孔 1 mL。

（3）将培养板置二氧化碳培养箱（5% CO_2）内，于 35～36 ℃孵育，待细胞在玻片上形成均匀细胞单层后接种标本。

（4）将培养孔内的细胞培养液吸弃后，每个培养孔接种 0.5 mL 依据本节"二、标本及标本处理"内容处理的血标本或组织悬液或室温自然凝固血液上清。

（5）培养板置二氧化碳培养箱（5% CO_2）内 35～36 ℃孵育 1～2 h 后，再加入 1 mL 细胞培养液。

（6）将培养板置二氧化碳培养箱（5% CO_2）内 35～36 ℃孵育 3～4 天。

3. 结果判定
（1）豚鼠发热或小鼠耸毛、消瘦提示动物可能感染立克次体发病。

（2）对感染动物/鸡胚的组织印片/涂片或感染细胞片作染色镜检，观察到立克次体样小球杆状菌，大小为 (0.3～0.6) μm × (0.8～2.0) μm，可初步判定分离到立克次体。

（3）用有关立克次体免疫血清对组织印片/涂片或细胞片作免疫荧光染色，观察到带特异性荧光的立克次体菌体，可确认分离到与该免疫血清相应的立克次体。

（4）豚鼠/小鼠接种，盲传 3 代，后仍无发热/发病表现，可判为豚鼠/小鼠分离立克次体的结果为阴性。

五、染色镜检

1. 制片
（1）涂片。将感染细胞或组织液涂于载玻片上，自然干燥后将玻片放入丙酮中固定 10～15 min，晾干后保存 -20 ℃备用。

（2）印片。将组织块剪成切面，用滤纸将切面稍稍吸干，将切面轻轻印在载玻片上，自然干燥后将玻片放入丙酮中固定 10 min，晾干后在 -20 ℃保存。

2. Giménez 染色镜检
（1）复红（工作液）和孔雀绿液，染液配制见本节的溶液配制。

（2）复红染液滴加于涂片或印片上，以覆盖标本为度，染 3～5 min 后水洗、吹干。

（3）滴加孔雀绿液于涂片或印片上，染 1 min 后水洗、吹干。

（4）如涂片或印片不显绿色，可再滴加孔雀绿液染数秒，再水洗并吹干。

（5）光学显微镜油镜检查。

(6) 结果判断：背景为绿色，立克次体为染成红色的小球杆菌。

3. Giemsa 染色镜检

(1) Giemsa 染液（工作液），染液配制见本节的溶液配制。
(2) 在涂片或印片上滴加 Giemsa 染液，以覆盖标本为度，染 2 min。
(3) 再加等量的蒸馏水继续染 15 min，再水洗并吹干。
(4) 光学显微镜油镜检查。
(5) 结果判断：立克次体呈紫红色，背景为淡蓝色。

六、免疫荧光检验

（一）免疫荧光检测立克次体

1. 制备标本片

(1) 涂片。将感染细胞或组织液涂于载玻片上，自然干燥后将玻片放入丙酮中固定 10～15 min，晾干后保存 -20 ℃备用。
(2) 印片。将组织块剪成切面，用滤纸将切面稍稍吸干，将切面轻轻印在载玻片上，自然干燥后将玻片放入丙酮中固定 10 min，晾干后在 -20 ℃保存。

2. 检验步骤

(1) 将已知立克次体免疫血清用 PBS（0.01 mol/L、pH 7.4，配制见本节的溶液配制）稀释至工作浓度；将血清滴加于标本片上，同时设立阴性血清对照。
(2) 将标本片置湿盒，37 ℃作用 30 min。
(3) 用 PBS 吐温（配制见本节的溶液配制）冲洗标本片 1 次，吹干。
(4) 滴加相应荧光素标记第二抗体：将适当稀释的荧光素标记第二抗体滴加于标本片上，置湿盒于 37 ℃作用 30 min。
(5) 用 PBS 吐温 20 漂洗 2 min，吹干。
(6) 荧光显微镜观察结果。
(7) 结果判定：在荧光显微镜下，立克次体为荧光染色；镜下见到具有特异性荧光的小球杆菌为阳性。

（二）免疫荧光检测立克次体抗体

1. 抗原片制备

(1) 用 PBS 将立克次体感染鸡胚卵黄囊膜制成 5% 抗原悬液。普氏立克次体抗原做流行性斑疹伤寒血清学诊断。莫氏立克次体抗原做地方性斑疹伤寒血清学诊断。恙虫病东方体抗原做恙虫病血清学诊断。
(2) 将悬液滴于多孔的免疫荧光检测玻片上，每孔 1 μL。
(3) 自然干燥后将抗原片放入丙酮内固定 10 min。
(4) 抗原片于 -20 ℃保存备用。

2. 检验步骤

(1) 将灭活待检血清 10 μL 加至 90 μL 的 PBS 缓冲液（0.01 M pH 7.4）中做 1：10 稀释，然后倍比稀释至所要测定的滴度。

(2) 将不同稀释度血清依次加到抗原片孔内,每孔加 5 μL,并设阳性、阴性血清对照。

(3) 将加血清的抗原片放入湿盒,于 37 ℃孵育 60 min。

(4) 用 PBS 吐温漂洗抗原片 2 次,每次 2 min,吹干。

(5) 适当稀释荧光素标记第二抗体,每孔滴加 5 μL 荧光素标记的第二抗体。

(6) 将抗原片置湿盒,于 37 ℃孵育 30 min。

(7) 用 PBS 吐温漂洗抗原片 1～2 min,吹干。

(8) 用荧光显微镜观察结果。

(9) 结果判定：镜下观察到荧光素标记抗体特异结合立克次体时的血清最高稀释度,即为该份血清的相应立克次体抗体效价。

七、实时荧光定量 PCR 检测立克次体 DNA

（一）引物与探针

采用荧光定量 PCR 引物与探针设计软件,依据立克次体特异性序列设计引物与探针。

1. 检测流行性斑疹伤寒病原体（普氏立克次体）引物与探针

依据普氏立克次体外（*Rickettsia prowazekii*）膜蛋白 B 基因（*omp*B）序列,设计引物 Pr 204F（5′-AGGACAACAAATGCAGCAGCTA-3′）和 Pr 266R（5′-AGCACCAGCAGCTTGATCAA-3′）,探针（5′-AACCTTTGATGGTATAGGC-3′）。

2. 检测地方性斑疹伤寒病原体（莫氏立克次体）引物与探针

依据莫氏立克次体（*Rickettsia mooseri*）外膜蛋白 B 基因（*omp*B）序列,设计引物 Pr 47F（5′-TGTTGATGGTGCAGGATTTGA-3′）和 Pr110R（5′-TCTTCCTGTCGCTACAAATTCG-3′）,探针（5′-CAAACTGGCGCTGGTGT-3′）。

3. 检测斑点热病原体（斑点热群立克次体）引物与探针

依据斑点热群立克次体外膜蛋白 B 基因（*omp*B）序列,设计引物 SFG-F（5′-TGACGTTGGTACAGACGGTACT-3′）和 SFG-R（5′-TTGAGTTTTGGGTTATTGCAACTTTAGAA-3′）,探针 SFG-P（5′-CTGCCTTTAAAACAGC-3′）。

4. 检测恙虫病病原体（恙虫病东方体）引物与探针

依据恙虫病东方体（*Orientia tsutsugamushi*）的周浆丝氨酸蛋白酶（Periplasmic serine protease）的基因序列,设计 5′引物（5′-AACTGATTTTATTCAAACTAATGCT-3′）和 3′引物（5′-TATGCCTGAGTAAGATACRTGAATRGAATT-3′）,探针（5′-TGGGTAGCTTTGGTG GACCGATGTTTAATCT-3′）。

以上引物和荧光素标记探针委托生物技术公司合成。

（二）DNA 模板制备

1. 标准 DNA 模板

(1) 采用 PCR 扩增目的基因片段,用 DNA 回收试剂盒从电泳后的琼脂糖凝胶上回收扩增的目的 DNA 片段作为标准 DNA 模板。

(2) 计算模板拷贝数

模板拷贝数计算公式：DNA 拷贝数 = DNA 量（g）/片段大小（bp）× 615（Dalton）× 1.67×10^{-24}（g）。

2. 样本 DNA 模板

选择相应的样本 DNA 提取试剂盒提取样本 DNA 作模板。

(三) 荧光定量 PCR 反应体系

(1) 采用荧光定量 PCR 专用反应管或 96 孔板，采用 25 μL 反应体积。

(2) 每管反应中含 12.5 μL 通用荧光定量 PCR 反应混合物（TaqMan Universal PCR Master Mix，ABI）和 5 μL 引物和探针混合物（表 3-5-1）。

表 3-5-1 荧光定量 PCR 的反应体系

组　分	体积/μL
引物Ⅰ（50 μmol/L）	3.0
引物Ⅱ（50 μmol/L）	3.0
探针（50 μmol/L）	2.0
无菌去离子水	92.0
总体积	100.0

(3) 将稀释好的标准 DNA 模板（每微升分别含 10^7、10^6、10^5、10^4、10^3、10^2、10 拷贝数）和待测样本 DNA 模板（1~2 μL）分别加到以上配制好的定量 PCR 混合物中，最后补充灭菌去离子水至每管/每孔反应总量为 25 μL。

(四) 荧光定量 PCR 反应

(1) 将加好反应物的反应管/反应板做简短离心（500 r/min、10 s），使溶液沉至管底。

(2) 将反应管/反应板置荧光定量 PCR 仪内，采用仪器配备软件，设置反应条件。

(3) 反应条件：50 ℃反应 2 min，再以 95 ℃反应 10 min，然后以 95 ℃ 15 s 和 60 ℃ 1 min 循环 45 次。

(五) 结果判定

定量 PCR 仪自动给出结果，依据标准 DNA 制备定量标准曲线，依据标准曲线计算标本中检出目的 DNA 拷贝数。

八、溶液配制

1. MEM（minimum Eagle medium）细胞培养液

MEM 干粉 9.4 g，$NaHCO_3$ 2.2 g，加水至 1 000 mL，搅拌培养基干粉充分溶解后，用 1 mol/L 的 NaOH 或 HCl 调 pH 至 7.0～7.2；再用 0.1 μm 微孔滤膜过滤除菌；将过滤后的培养基分装（每瓶 100 mL），4 ℃保存（保质期 60 天）。

2. RPMI1640 细胞培养液（含 2 mM L-Glutamine）

1640 干粉 10.4 g，$NaHCO_3$ 2.0 g，加水加至 1 000 mL，搅拌培养基干粉充分溶解后，用 1 mol/L NaOH 或 HCl 调 pH 至 7.0～7.2；再用 0.1 μm 微孔滤膜过滤除菌，将过滤后的培养基分装（每瓶 100 mL），4 ℃保存（保质期 60 天）。

3. Hank's 液

NaCl 8.0 g，KCl 0.4 g，$Na_2HPO_4 \cdot 12H_2O$ 3.56 g，$KH_2PO_4 \cdot 2H_2O$ 0.78 g，酚红 10 mg，加水至 1 000 mL，搅拌充分溶解后，12 磅高压灭菌 20 min，4 ℃贮存。

4. 0.25% 胰酶消化液

胰酶 0.25 g 溶于 100 mL 无 Ca^{2+} 和 Mg^{2+} 的 Hank's 液中，再用 0.1 μm 微孔滤膜过滤除菌；过滤后的溶液分装后于 -20 ℃冻存备用。

5. EDTA 溶液（乙二胺四乙酸钠）（0.02%）

EDTA 0.2 g 加水至 1 000 mL 溶解，12 磅高压灭菌 20 min。

6. 双抗溶液

双抗溶液（100×）青霉素浓度为 10 000 U/mL，链霉素浓度为 10 000 μg/mL。

用无菌水配置，溶解后，溶液用 0.1 μm 微孔滤膜过滤除菌，过滤后的溶液分装，于 -20 ℃冻存。

7. 7.5% $NaHCO_3$ 溶液

$NaHCO_3$ 7.5 g 加水至 100 mL，充分溶解后用 0.1 μm 微孔滤膜对溶液过滤除菌，过滤后的溶液分装后于 4 ℃贮存。

8. HEPES 液

HEPES 47.5 g 加水至 200 mL 溶解，用 0.1 μm 微孔滤膜对溶液过滤除菌，过滤后的溶液分装，于 4 ℃贮存。

9. 立克次体标本保存液

pH 7.2 的蔗糖-磷酸盐-谷氨酸盐溶液，或称 SPG 缓冲液。其中磷酸氢二钾的终浓度为 0.007 1 mol/L，磷酸二氢钾的终浓度为 0.003 8 mol/L，谷氨酸钾的终浓度为 0.004 9 mol/L，蔗糖的终浓度为 0.218 mol/L。

各成分充分溶解后，用 1/10N KOH 调 pH 至 7.0～7.2，12 磅灭菌 15 min。分装后 4 ℃保存备用。

10. 染液配制

（1）Giménez 染液。

复红原液：取10%碱性复红酒精溶液（10 g碱性品红溶于100 mL 95%乙醇中）100 mL，4%石炭酸溶液（石炭酸10 mL溶于250 mL蒸馏水）250 mL，水650 mL，将3种溶液混合，用前在37 ℃放置48 h。

复红工作液：取复红原液4 mL，磷酸盐缓冲液（pH 7.5，0.1M）10 mL，将两者充分混合后立即用滤纸过滤。该工作液在48 h内使用。

（2）孔雀绿溶液。

取孔雀绿0.8 mg加水至100 mL溶解。溶液置室温避光保存。

（3）Giemsa染色液。

Giemsa原液：取Giemsa结晶1 g、甲醇100 mL、中性甘油30 mL，将这3种试剂混合后，在60 ℃水浴箱中用玻璃棒不断搅拌，至完全溶解后（约2 h）用滤纸过滤。溶液置室温避光保存。

Giemsa工作液：取原液1份加4份甲醇混合而成，该工作液在48 h内使用。

11. PBS（0.01 mol/L，pH 7.4）

（1）A液：0.2 mol/L NaH_2PO_4。

磷酸二氢钠（$NaH_2PO_4 \cdot 12H_2O$）31.202 g加水至1 000 mL，溶解完全。

（2）B液：0.2 mol/L Na_2HPO_4。

磷酸氢二钠（$Na_2HPO_4 \cdot 12H_2O$）271.628 g加水至1 000 mL，溶解完全。

（3）PBS：取A液19.0 mL，B液81.0 mL，加水至200 mL，混合均匀。

12. 伊文思兰–PBS溶液

（1）0.01 mol/L伊文思兰。伊文思兰9.6 g加水至1 000 mL，溶解完全。

（2）伊文思兰–PBS溶液。取伊文思兰（0.01 mol/L）20 mL，PBS（0.01 mol/L，pH 7.4）80 mL两液混合均匀。

13. 二氧化硅悬液（SiO_2）

（1）100 g SiO_2（Sigma），加入100 mL PBS（0.01 mol/L，pH 7.4），混匀后在室温沉淀2 h，吸弃上清液。

（2）再用上述（1）的方法将SiO_2沉淀1次，将沉淀在500 g离心2 min，弃上清液。

（3）最后用90 mL NaI溶液（3 mol/L）的将沉淀重悬，将悬液置4 ℃避光保存。

14. 细胞裂解液

取硫氰酸胍（GuSCN）120 g，Tris·Cl（pH 6.4，0.1 mol/L）100 mL、EDTA（pH 8.0，0.2 mol/L）22 mL、Triton X-100 2.6 g，混合并充分溶解。

15. TAE电泳缓冲液

50×储存液：取Tris碱242.0 g、$Na_2EDTA \cdot 2H_2O$ 37.2 g、冰醋酸57.1 mL，加水至1 000 mL，溶解完全。

1×工作液：将50×储存液用水稀释50倍而成。

16. 裂解缓冲液

裂解缓冲液中Tris的终浓度为10 mmol/L（pH 8.0），EDTA的为0.1 mol/L，SDS

的为 0.5%。

17. 酚∶氯仿∶异戊醇液（25∶24∶1）

取酚 25 mL、氯仿 24 mL、异戊醇 1 mL，将 3 液混合。

18. PBS 吐温 20

取吐温 20 0.5 mL，PBS（0.01 mol/L、pH 7.4）1 000 mL，将 2 液混匀。

（熊小路　温博海）

第六章 人嗜吞噬细胞无形体

第一节 基本特征

嗜吞噬细胞无形体（*Anaplasma phagocytophilum*）是一种革兰氏染色阴性的专性细胞内寄生菌，主要通过媒介蜱—宿主在自然界中维持。人进入疫源地被带菌蜱叮咬后可能感染嗜吞噬细胞无形体而患人粒细胞无形体病（human granulocytic anaplasmosis，HGA），该病临床表现主要有发热、乏力、头痛、肌痛等，并常伴有白细胞、血小板减少和转氨酶升高。首例人粒细胞无形体病是 1994 年在美国被发现的，随后该国的发患者数逐年上升。欧洲第一例 HGA 确诊病例在 1995 年发现于斯洛文尼亚，随后多个国家都有 HGA 病例报道，包括荷兰、德国、法国、意大利等。2006 年，我国安徽省某医院出现了一起因密切接触患者体液而导致 HGA 聚集性暴发感染的事件。此后，原国家卫生部印发《人粒细胞无形体病预防控制技术指南（试行）》，以指导该病的发现、诊疗及防控。目前，在我国经实验室确诊的病例报道还十分有限，人群感染情况及感染特征等需进一步系统调查。作为一种新发自然疫源性传染病，嗜吞噬细胞无形体的病原学、流行病学等方面的研究也亟待加强。

一、病原学特征

嗜吞噬细胞无形体（*A. phagocytophilum*）属于立克次体目（Rickettsiales）、无形体科（Anaplasmataceae）、无形体属（*Anaplasma*），是一种专性细胞内寄生的革兰氏阴性菌。无形体科目前主要有 3 个属（无形体属 *Anaplasma*、埃立克体属 *Ehrlichia*、新立克次体 *Neorickettsia*）14 个种以及 1 个待定属（新埃立克体属 *Candidatus Neoehrlichia*）2 个种。嗜吞噬细胞无形体最早被认为属于埃立克体属，并命名为 *E. phagocytophila*。近年来，根据 16S rRNA 基因和热休克蛋白 *gro*ESL 基因操纵子等序列的差异，并参考血清学交叉反应、主要免疫优势表面蛋白比较差异以及细胞嗜性，对该类病原体分类进行了新的调整，归类于无形体属，并命名为 *A. phagocytophilum*。嗜吞噬细胞无形体能感染多种哺乳动物的粒细胞，不同宿主来源的病原体存在一定遗传差异，可以依据 16S rRNA 基因序列差异加以区分。如从患者分离的嗜吞噬细胞无形体与从马、牛分离的嗜吞噬无形体的 16S rRNA 基因差异仅 0.1%～0.2%（1～3 个碱基）。这样的微小差异也可以用来鉴别感染人类的 2 个变异株，即 AP-ha 与 AP-1 变异株。前者致病，宿主是白足鼠，后者导致无症状感染，宿主是白尾鹿。

嗜吞噬细胞无形体菌体主要寄生在粒细胞的胞质空泡内，呈球形、卵圆形、梭形等多种形态，直径为 0.2~1.0 μm，以膜包裹的包涵体形式繁殖，每个包涵体含有数个到数十个菌体。用 Giemsa 法染色，包涵体在胞质内染成紫色，呈桑葚状。嗜吞噬细胞无形体主要采用 HL-60 细胞进行体外分离培养，病原体生长于细胞内与膜结构相连的空泡内，早期生长形态多为圆形、密度较大的网状体，后期菌体变小且密度增大。由于嗜吞噬细胞无形体的专性细胞内寄生特点，在体外保存菌株最为有效的方法是低温保存感染细胞。很早就有研究表明，感染蜱咬热绵羊的血液在用甘油或者二甲基亚砜保存液中，在 -79 ℃ 条件下，18 个月后仍具有感染性。通过梯度离心法分离的已脱离细胞的菌株，在含 10% 的异亚丙基丙酮的蔗糖、磷酸酯盐、谷氨酸缓冲液中，-114 ℃ 条件下，6 个月后仍有感染性。

基于临床经验和一些动物实验研究表明，嗜吞噬细胞无形体对土霉素和多西环素敏感，而对青霉素、氯霉素、链霉素及氨苄西林有抗性。采用 HL-60 细胞培养系统对从患者体内分离出的嗜吞噬细胞无形体的抗生素敏感性评估也确认对土霉素和利福平敏感。在体外实验中也发现荧光喹诺酮类药物可以抑制嗜吞噬细胞无形体的繁殖，但在体内的抑菌效果尚有争议。

嗜吞噬细胞无形体全基因组为一个环形染色体，基因组约为 1 471 282 bp，(G+C) 含量为 41.6%，含有 1 369 个编码框（ORF），包含一个核糖体 RNA 的操纵子，很多基因编码一些未经证实或者特征不明确的蛋白。该基因组经过多次减数进化已经丢失许多功能基因，因此该病原体必须依赖宿主细胞生长、繁殖。但其仍具有核苷酸、维生素、辅因子生物合成基因以及 *msp*2 基因、*ank*A 基因及编码外膜蛋白 P44、抗原蛋白 *HGE*-14 和 *HGE*-2 的基因。

二、流行病学特征

嗜吞噬细胞无形体主要通过媒介蜱—宿主在自然界中维持，人进入疫源地被带菌蜱叮咬后而发生感染。因此该病的流行与其他自然疫源性疾病一样，与宿主动物、媒介的分布和活动季节紧密相关。动物宿主持续感染是主要的传染源，是病原体维持自然循环的基本条件。嗜吞噬细胞无形体的宿主动物种类较多，包括家畜、野生大型哺乳动物、啮齿类动物以及鸟类。人粒细胞无形体病主要通过蜱叮咬传播，但在特定条件下，密切接触患者的体液也可能会导致感染。此外，通过围产期传给新生婴儿以及通过输血传播给受血者也是需要注意和警惕的传播途径。

目前，大多数 HGA 确诊病例发生在美国。自 1994 年美国发现第一例实验室确诊病例以来，1994—2008 年美国共报告发患者数 5 772 例，2011 年报告发患者数 2 575 例。美国大多数病例分布在东北部，而中西部和西海岸仅有零散病例。欧洲第一例 HGA 确诊病例在 1995 年发现于斯洛文尼亚，随后欧洲多个国家均有病例报道，但确诊病例也仅 60 余例。在我国，自 2006 年以来，报道 HGA 病例约 100 余人，主要集中在河南、湖北、安徽、山东、浙江等地。

人粒细胞无形体病主要发生在 5—10 月，其中 6—8 月为发病高峰期，不同国家的报道略有差异，主要为当地蜱活动较为活跃的月份。

嗜吞噬细胞无形体感染人群主要为成年人，年龄多为 40～60 岁之间，但也有少数新生儿在围产期被感染的报道。男女均可发生感染。在美国，HGA 男性患者约为女性患者的 2 倍，而我国则是女性患者多于男性患者。我国的 HGA 患者多为农民，占到 90% 以上，其次为林业工人、居民、劳动者、旅游者等。

三、临床表现

根据临床研究总结，大部分 HGA 患者发现前有蜱叮咬史，感染后临床表现相对较轻或无症状。常见临床表现为高热、头痛、肌痛、乏力、寒战，其次为厌食、恶心、关节痛、咳嗽，少数病例会出现腹痛、腹泻、皮疹和嗜睡等症状。HGA 的平均潜伏期为 8 天，未经治疗者病程最高可持续 60 天，大多数患者 1～2 周内，甚至在没用有效抗菌药物前就自行恢复。

少数 HGA 患者可出现并发症，包括脓毒休克样综合征、凝血功能异常、出血、肺部感染、急性呼吸窘迫综合征、横纹肌溶解、心肌炎、急性肾衰竭、臂丛神经病变、颅神经病变、脱髓鞘性多发性神经病及机会性感染等。部分患者可表现为非典型性肺炎，少数患者也可出现多脏器功能损害。继发 HGA 的机会性真菌或病毒感染等可致 HGA 患者死亡。急性呼吸窘迫综合征和急性肾衰是 HGA 患者死亡的主要原因，并且死亡多见于有继发感染的老年患者。

四、临床诊断与治疗

HGA 在临床上很容易漏诊误诊，对有类似于感冒症状的发热患者，特别是有血小板减少和白细胞减少，并有蜱接触史者，应当考虑到 HGA。HGA 的确诊有赖于临床生化指标以及形态学、PCR 检测、血清学检测、病原分离等实验室诊断。

HGA 患者的外周血实验室常规和生化检查结果均无特异性改变，常可见外周血白细胞和（或）血小板减少、转氨酶（ALT、AST）升高 2～4 倍。急性期患者外周血涂片用 Wright's 染色，光镜下桑葚体可见于中性粒细胞胞浆中，偶见于嗜酸性粒细胞。桑葚体形态大小不一，结构粗糙，颜色比邻近中性粒细胞更深、更蓝，有别于中毒颗粒。

实验室病原体检测方法：①血清间接免疫荧光法检测血清特异性抗体，须采集双份血清，一份在发病 1 周时，另一份在 2～4 周后，抗体滴度 4 倍或以上升高（即血清转换）有诊断价值；②临床采集物经 PCR 检测特异性片段的 DNA，主要的靶基因有 16 S rRNA 基因和 *gro*ESL 基因等；③免疫组织化学检测结果显示，活体组织检查或尸体组织检查证实存在无形体抗原；④临床标本分离培养病原体，主要用 HL-60 细胞进行分离培养。

HGA 的治疗首选强力霉素，其他四环素类药物也有效。临床上应及早使用抗生素，避免出现并发症。对疑似病例可进行经验性治疗。一般慎用激素类药物，以免加重病情。体外药物敏感试验发现在 HL-60 细胞内的嗜吞噬细胞无形体除对强力霉素敏感外，利福平、环丙沙星、氧氟沙星等药物对它也有好的杀伤作用。

参考文献

[1] ANNEN K, FRIEDMAN K, ESHOA C, et al. Two cases of transfusion-transmitted *Anaplasma phagocytophilum* [J]. Am J Clin Pathol, 2012, 137（4）：562-565.

[2] BAKKEN J S, DU MLER S. Human granulocytic anaplasmosis [J]. Infect Dis Clin Am, 2008, 22（3）：433-448.

[3] CAO W C, ZHAN L, HE J, et al. Natural *Anaplasma phagocytophilum* infection of ticks and rodents from a forest area of Jilin Province, China [J]. Am J Trop Med Hyg 2006, 75（4）：664-668.

[4] CAO W C, CAO Y M, ZHAO Q M, et al. Granulocytic ehrlichiae Ixodes persulcatus ticks from an area in China where Lyme disease endemic [J]. Clin Microbiol, 2000 38（11）：4208.

[5] DHAND A, NADELMAN R B, Aguero-Rosenfeld M, et al. Humangranuloeytic anaplasmosis during pregnancy: ease series and literature review [J]. Clin Infect Dis, 2007, 45（5）：589-593.

[6] DU MLER J S, MADIGAN J E, PUSTERLA N, et al. Ehrlichioses in humans: epidemiology, chnical presentation, diagnosis, and treatment [J]. Clin Infect Dis, 2007, 45（Suppl1）：S45-S51.

[7] DU MLER J S, BARBET A F, BEKKER C P, et al. Reorganization of genera in the families Rickettsiaceae and Anaplasmataceae in the order Rickettsiales: unification of some species of *Ehrlichia* with *Anaplasma*, *Cowdria* with *Ehrlichia* and *Ehrlichia* with *Neorickettsia*, descriptions of six new species combinations and designation of *Ehrlichia* equi and 'HGE-agent' as subjective synonyms of *Ehrlichia phagocytophila* [J]. Int J Syst Evol Microbiol, 2001, 51：2145-2165.

[8] RAR V, GOLOVLJOVA I. *Anaplasma*, *Ehrlichia*, and "*Candidatus* Neoehrlichia" bacteria: pathogenicity, biodiversity, and molecular genetic characteristics, a review [J]. Infect Genet Evol, 2011, 11（8）：1842-1861.

[9] WOLDEHIWET Z. The natural history of *Anaplasma phagocytophilum* [J]. Vet Parasitol, 2010, 167（2-4）：108-122.

[10] ZHAN L, CAO W C, CHU C Y, et al. Tick-borne agents in rodents, China, 2004-2006 [J]. Emerg Infect Dis, 2009, 15（12）：1904-1908.

[11] ZHAN L, CAO W C, JIANG J F, et al. *Anaplasma phagocytophilum* from Rodents and Sheep, China [J]. Emerg Infect Dis, 2010, 16（5）：764-768.

[12] ZHANG L J, LIU Y, NI D, et al. Nosocomial transmission of human granulocytic anaplasmosis in China [J]. JAMA, 2008, 300（19）：2263-2270.

[13] ZHANG S, HAI R, LI W, et al. Seroprevalence of human granulocytotropic anaplasmosis in central and southeastern China [J]. Am J Trop Med Hyg, 2009, 81 (2): 293–295.

（黎浩 汤芳 卢庆彬）

第二节 检 测 技 术

一、包涵体的检测

1. 血片及白细胞涂片制备

采集的抗凝血标本尽快用血球层推血片，待干燥后冷丙酮固定 10 min；或提取抗凝血中的白细胞并进行涂片，待干燥后冷丙酮固定 10 min。

2. 染色

通常采用瑞氏（Wright）染色法、姬氏（Giemsa）染色法及瑞-姬混合染色法。有条件的实验室，可使用美国 CDC 推荐的染色方法。

3. 染液配置方法

（1）瑞-姬染液：取瑞氏染料和姬氏染料各 0.5 g，以甲醇研溶，加甲醇 500 mL 保存，每天摇匀 1 次，1 周后可使用。

（2）改良瑞-姬染色剂：75 mL 甘油（分析纯）中加入磷酸盐缓冲液（Na_2HPO_4 1 g 和 KH_2PO_4 2 g），以 4 mL 蒸馏水溶解，37 ℃水浴 24 h 溶解混匀，用滤纸过滤，保存于密封的棕色瓶中备用。上述甘油缓冲液 1.5 mL 加瑞-姬染色剂 50 mL，混匀后备用。

4. 染色步骤

血推片或白细胞涂片分别以 2 种染色剂染色 2 min，再加蒸馏水作用 5 min，用自来水冲洗。

5. 结果观察

中性粒细胞中可见桑葚状包涵体，并注意保存相关标本，以便进行复核。

二、血清学检测

常用血清学方法为间接免疫荧光（IFA）法。采集急性期（发热初期，一般发病 1 周内）与恢复期（至少间隔 2～3 周）双份血清。如恢复期血清抗体检测阴性，应建议医生采集第 3 份血液样本（间隔 2～4 周）。

1. 试剂

使用国际推荐的、经过 ISO 质量认证的产品。

2. 方法及操作

按说明书进行。

3. 结果解释

IFA 检测结果解释按说明书进行。

如果同时检测双份血清，IgG 抗体升高 4 倍，则结果强烈支持嗜吞噬细胞无形体感染。如果急性期抗体升高，而恢复期没有升高或轻微升高，则应采集第 3 份血液样本（间隔 2～4 周）进行进一步检测。

三、嗜吞噬细胞无形体核酸 PCR 检测

目前，国际推荐使用 16S rRNA 基因检测方法，有条件的实验室，可进一步选用热休克蛋白基因 *gro*EL 扩增方法。

1. DNA 提取

用急性期、未使用抗生素的 EDTA 抗凝血或非抗凝血血球部分、白细胞及蜱研磨液提取 DNA。最后，以 AE 缓冲液 50 μL 抽滤以提高回收的 DNA 浓度。如采用血液白细胞层提取 DNA，可明显提高阳性检出率。实验时，应采集当地正常人血液同时提取 DNA，作为 PCR 的阴性对照。

2. PCR 扩增

（1）16S rRNA 基因检测。

16S rRNA 高度保守，是 PCR 检测最常用的扩增靶基因，巢式 PCR 检测可提高检测灵敏度和特异度，采用属特异及种特异引物同时进行检测。PCR 检测应分区进行，避免污染。使用引物序列见表 3-6-1。

表 3-6-1 巢式 PCR 检测无形体及埃立克体 16S rRNA 基因常用引物

引物名称	序列（5′→3′）	片段大小/bp
Eh-out1（AF414399）	TTG AGA GTT TGA TCC TGG CTC AGA ACG	653
Eh-out2（AF414399）	CAC CTC TAC ACT AGG AAT TCC GCT ATC	
Eh-gs1（AF414399）	GTA ATA CT GTA TAA TCC CTG	282
Eh-gs2（AF414399）	GTA CCG TCA TTA TCT TCC CTA	
HGA1	GTC GAA CGG ATT ATT CTT TAT AGC TTG	389
HGA2	TAT AGG TAC CGT CAT TAT CTT CCC TAC	

PCR 反应混合物的准备按常规进行。第一轮反应采用外引物对 Eh-out1 和 Eh-out2，DNA 模板 10 μL（白细胞提取的 DNA 可适当减少）。PCR 反应体系总体积为 25 μL 或 50 μL（需要进行 PCR 测序或克隆时，应适当扩大反应体系），其他成分的浓度按常规进行。

反应程序：首先 94 ℃ 5 min；接着 94 ℃ 45 s、55 ℃ 50 s、72 ℃ 1 min 扩增 40 个循环；最后 72 ℃ 延伸 5 min。

第二轮反应使用 2 对引物分别进行巢式 PCR。2 对引物分别是无形体属及埃立克体

属通用内引物（Eh-gs1、Eh-gs2）以及 HGA 种特异性引物（HGA1 及 HGA2）。检测样本取第一轮产物 1～2 μL 为模板，阳性对照取 0.5 μL 为模板。反应程序同第一轮反应。

（2）热休克蛋白基因 *gro*EL 扩增。

与 *gro*EL 基因的应用相比，16S rRNA 基因的应用更为广泛，但 *gro*EL 基因在不同种属间具有较大的变异性。因此，对于诊断及菌株的鉴定，*gro*EL 基因均具有重要意义。该基因扩增使用巢式 PCR，引物序列见表 3-6-2。

表 3-6-2　*gro*EL 基因扩增常用引物

引物名称	序列（5′→3′）	退火温度	片段大小/bp
HS1	TGGGCTGGTA（A/C）TGAAAT	2 ℃	1431
HS6	CCICCIGGIACIA（C/T）ACCTTC		
HS43	AT（A/T）GC（A/T）AA（G/A）GAAGCATAGTC	55 ℃	HGA480
HS45	ACTTCACG（C/T）（C/T）TCATAGAC		HME528

DNA 提取同上。PCR 检测时，反应混合物的准备按常规进行。DNA 模板量同 16S rRNA 基因检测。巢式 PCR 第一轮反应采用外引物对 HS1 及 HS6。

反应程序：首先 94 ℃ 1 min、48 ℃ 2 min、70 ℃ 90 s 扩增 3 个循环；接着 88 ℃ 1 min、52 ℃ 2 min、70 ℃ 90 s 扩增 37 个循环；最后 68 ℃ 延伸 5 min。

第二轮 PCR 引物采用 HS43 及 HS45。检测样本取第一轮产物 1～2 μL 为模板，阳性对照取 0.5 μL 为模板。反应程序同第一轮反应，但退火温度由 52 ℃ 改为 55 ℃。

3．测序及分析

对扩增产物进行测序并同源比较，分析当地流行株与其他地区的变异性。

四、病原体分离培养

1．病原体的分离培养

多用 HL-60 进行嗜吞噬细胞无形体的分离培养。最常用的分离方法是将白细胞部分接种于培养基，然后将 100～500 μL 抗凝血接种到悬浮为 2×10^5 或 1×10^6 细胞内，每 2～3 天染色检查包涵体，一般 5～10 天可查见包涵体。由于分离可能受到红细胞的影响，因此，建议使用以下方法。

（1）白细胞分离：采用密度梯度离心方法（Ficoll-Paque）。

一般采用 2～3 mL EDTA 抗凝血，用 2 倍体积的无菌 Hank's 平衡盐溶液稀释，最后采用 Histopaque（Sigma, St. louis, Mo）密度梯度离心分离白细胞，可以获得较高的白细胞，用以分离 HGA。采用白细胞分离方法进行接种时，应注意防止操作过程中的污染。

（2）红细胞裂解后收集白细胞（$NHCl_4$ 裂解法）。

（3）在使用含有红细胞的标本培养后，另加入宿主未感染的细胞，建立混合培养。

血液白细胞悬浮于 2 mL 体积、含有 5%～10% 胎牛血清的培养基中，且在 25 cm^2 培养瓶内与培养细胞作用 3 h。37 ℃、5% CO_2 条件下振荡孵育，可增加病原体与细胞的作用。

2. 病原体的鉴定

可通过种特异引物进行 PCR 鉴定。

（黎浩　汤芳　卢庆彬）

第七章 查菲埃立克体

第一节 基本特征

埃立克体病（Ehlichiosis）是由无形体科（Anaplasmataceae）病原体引起的一类人兽共患的自然疫源性疾病。无形体科属于立克次体目（Rickettsiales），为一类主要感染白细胞和血小板的专性细胞内寄生革兰氏阴性小球杆菌。

用 16S rRNA 基因序列作系统发育分析，可将埃立克体病原体分为 3 个基因群，分别归于无形体属（*Anaplasma*）、埃立克体属（*Ehrlichia*）、新立克次体属（*Neorickettsia*）。目前已证明能够感染人的埃立克体有查菲埃立克体、犬埃立克体、伊氏埃立克体、嗜吞噬无形体和腺热新立克次体。近年来，采用 PCR 和 16S rRNA 基因序列分析技术，在我国已经从蜱标本中发现有查菲埃立克体、犬埃立克体、西藏埃立克体、嗜吞噬无形体、血小板无形体。另外，从患者的血标本中检测到查菲埃立克体和嗜吞噬无形体 DNA，证明我国有人埃立克体病的存在。

对人致病的埃立克体属病原体主要是查菲埃立克体（*E. chaffeensis*），其所致感染称为人单核细胞埃立克体病（human monocytic ehrlichiosis, HME）。HME 主要有发热、头痛、肌痛等类似流感的临床表现，多数 HME 患者有白细胞和血小板减少的症状。查菲埃立克体为嗜吞噬细胞生长的专性细胞内寄生菌，在体内主要感染单核细胞和巨噬细胞。体外实验证明它也能感染粒细胞，但它只能在单核细胞和巨噬细胞内大量繁殖。目前，犬的巨噬细胞系（DH82）和人的单核细胞系（Thp1）被用作体外分离培养和繁殖查菲埃立克体的宿主细胞。查菲埃立克体在单核细胞的胞质内繁殖后形成包涵体，包涵体存在于细胞膜包被的空泡内。用 Giemsa 染色，在光镜下可见查菲埃立克体包涵体染成紫色。电镜下每个包涵体含有数个到数十个菌体。查菲埃立克体一般为球状，大小为 $0.2 \sim 0.8~\mu m$。查菲埃立克体在宿主细胞内有 2 种基本形态，一种是较大的网状细胞，其细胞内有散在的核酸细丝和核蛋白体；二是细胞内中央有致密的核酸细丝和核蛋白体的较小的细胞。

HME 是一种不具备特征性临床表现的急性发热性疾病，主要临床表现是持续性发热。大部分患者有发热、寒战、头痛等类似流感的症状，或先表现低热、疲惫和不适，1～2 天后症状加重。肌痛常见且较重，多呈弥漫性，但有时局限于腰背等部位。不少患者有恶心、呕吐、腹痛、腹泻等胃肠道的症状；厌食较普遍，且持续时间长，常导致体重减轻。不少患者有咳嗽和肺炎等呼吸道感染的表现。另外，有些患者有淋巴结肿大、肝脾肿大等体征。严重的病例出现呼吸衰竭、肾功能衰竭或中枢神经系统受损。神经系统受损表现为剧烈头痛、嗜睡、视力模糊、神志不清、头面部神经麻痹、癫痫样发作、反射亢进、颈项强直或有共济失调等。

蜱是该病的传播媒介。流行病学调查发现大多数 HME 病例出现在当地蜱的活动期（5—7月），患者都有到过蜱活动的地区，或在发病前 3 周内有与蜱接触或被蜱叮咬过的病史。现已证明美洲钝眼蜱（*Amblyomma americanum*）和变异革蜱（*Dermacentor variabilis*）为美国 HME 的主要传播媒介。美洲钝眼蜱主要存在美国的南部和东南部，该蜱若虫和成虫的觅食活动高峰与患者发病的月份相一致。利用 PCR 从美国南部的美洲钝眼蜱、美国的东南部和太平洋地区的变异革蜱中检测到查菲埃立克体的 DNA。我国学者采用 PCR 从云南的龟形钝眼蜱（*A. testudinarium*）、福建的越原血蜱（*Haemaphysalis yeni*）和卵形硬蜱（*Ixodes ovatus*）、内蒙古的全沟硬蜱（*I. persulcatus*）和森林革蜱（*D. silvarum*），以及从新疆的全沟硬蜱中也扩增出查菲埃立克体 DNA，证明我国南、北地区都有查菲埃立克体的存在，但携带查菲埃立克体的蜱种不同。

参考文献

[1] 杨晓, 陈梅玲, 温博海. 实时荧光定量 PCR 检测普氏立克次体 [J]. 中华流行病学杂志, 2006, 27 (11): 963 - 967.

[2] 杨晓, 陈梅玲, 温博海. 实时荧光定量 PCR 检测莫氏立克次体 [J]. 解放军医学杂志, 2007, 32 (10): 1039 - 1042.

[3] 牛东升, 杨晓, 陈梅玲, 等. 实时荧光定量 PCR 检测斑点热立克次体. 解放军医学杂志, 2008, 33 (11): 1297 - 1299.

[4] 朱丽娜, 张晶波, 陈梅玲, 等. 实时荧光定量 PCR 检测恙虫病东方体 [J]. 中国人兽共患病学杂志, 2006, 22 (3): 228 - 231.

（温博海　熊小路）

第二节　检测技术

一、包涵体的检测

1. 材料

（1）培养细胞：犬的巨噬细胞系（DH82）。

（2）DH82 细胞用 MEM（Minimum essential medium）培养基, 培养基中含 10%～20% 热灭活的胎牛血清和 2 mM L - 谷氨酰胺。

（3）25 cm² 的细胞培养瓶。

2. 方法

（1）将复苏细胞在 25 cm² 的细胞培养瓶中生长, 当细胞在培养面形成细胞单层后即可接种标本。

(2) 将 5 mL 抗凝血轻轻加于细胞分离液（Histopaque 1119，Sigma）上，用 1 500 g 离心 15 min；收集含白细胞层，用无血清的细胞培养液洗涤细胞；用含血清的细胞培养液悬浮细胞后接种预先培养好的细胞单层（细胞铺满至培养瓶面积的 80%）。

(3) 将分离到的细胞置于 37 ℃ 和 5% CO_2 的培养箱内培养，每隔 3 天换 1 次细胞培养液。

(4) 1 周后取少许细胞涂片，用 Giemsa 染色，在光镜下检查细胞胞质中是否有埃立克体包涵体存在。

3. 结果判定

在光镜观察到细胞胞质中有典型的埃立克体包涵体可判断为阳性，进一步确诊可用已知的埃立克体免疫血清做免疫荧光染色，发现带特异性荧光的包涵体即可确诊。

二、血清学检测

用已知查菲埃立克体抗原固定在玻片上，将患者血清与玻片上的抗原反应，再加入荧光素标记抗人 IgG 抗体与血清中的抗体反应，用荧光显微镜检测患者血清中是否存在埃立克体的 IgG 抗体。

1. 材料

(1) 查菲埃立克体感染细胞制备埃立克体抗原片。

(2) 荧光素标记羊抗人 IgG 抗体。

(3) 待检患者急性期，或急性期和恢复期血清。

(4) 荧光显微镜。

2. 检测步骤

(1) 用 PBS 稀释待检血清，从 1∶2 开始倍比稀释血清至需要稀释度。

(2) 取出抗原片，蒸馏水漂洗 1 次，冷风吹干。

(3) 将不同稀释度的血清分别依次加到抗原片的孔内，每孔 10 μL，置玻片于湿盒中在 37 ℃ 孵育 1 h。

(4) 玻片经 2×PBS 冲洗后，每孔加入适当稀释的荧光素标记的羊抗人 IgG 抗体，置湿盒中，37 ℃ 孵育 1 h。

(5) 玻片冲洗后，用 Evans 蓝（Sigma）作背景染色，然后每孔加入 1 小滴固定液；加上盖玻片，在荧光显微镜下检查感染细胞胞质内荧光素结合的埃立克体包涵体。

3. 结果判断

对查菲埃立克体感染细胞片反应后，荧光显微镜下观察到特异性荧光包涵体时的血清最高稀释度，即为该份血清的相应抗体效价。

三、荧光定量 PCR 检测

1. 引物

检测查菲埃立克体的引物为 ECH16S-17（5′- GCGGCAAGCCTAACACATG -3′）和 ECH16S-97（5′- CCCGTCTGCCACTAACAATTATT -3′），扩增 81 bp 16S rRNA 基因片段。探针为 ECH16S-38（5′- AGTCGAACGGACAATTGCTTATAACCTTTTGGT -3′）。

2. 方法

检测具体实施参照立克次体的荧光定量 PCR 检测方法和相关文献。

参考文献

[1] PUSTERLA N, HUDER J B, LEUTENEGGER C M, et al. Quantitative real-time PCR for detection of members of the *Ehrlichia phagocytophila* genogroup in host animals and ixodes ricinus ticks [J]. J Clin Microbiol, 1999, 37: 1329-1331.

[2] LOFTIS A D, MASSUNG R F, LEVIN M L. Quantitative real-time PCR assay for detection of *Ehrlichia chaffeensis* [J]. J Clin Microbiol, 2003, 41: 3870-3872.

（温博海　熊小路）

第八章 巴贝西亚虫

第一节 基本特征

一、病原概述

巴贝西亚虫属原生动物界（Protista）、顶复门（Apicomplexa）、梨形虫纲（Piroplasmea）、梨形虫目（Piroplasmida）、巴贝斯科（Babesiidae）巴贝斯属（*Babesia*）的原虫，是为纪念罗马尼亚微生物学家 Victor Babès（1854—1926 年）于 1885 年发现巴贝西属原虫而命名。由该原虫引起的人和动物疾病统称为巴贝西亚虫病（babesiosis）。目前已发现巴贝西亚虫 120 余种，寄生范围包括牛、羊、鹿、马、驴、猪、狮、虎、豹，禽类和两栖类等多种动物以及人类。在这些巴贝亚虫中目前发现感染人类的种类较少，常见的有 10 余种，包括微小巴贝西 *Babesia microti*、分歧巴贝西 *B. divergens*、双芽巴贝西 *B. bigemina*、邓氏巴贝西虫 *B. duncani*（即 WA-1）、猎户巴贝西虫 *B. venatorum* 以及未定名的 CA-1 和 MO-1 等。巴贝西亚虫可被分为 4 个组，第 1 组包括微小巴贝西亚虫在内的小于 3 μm 的小型组，该组几乎囊括所有的对人致病种；第 2 组包括邓氏巴贝西虫 *B. duncani* 及其近似种[12]，与犬巴贝西（*Babesia gibsoni*）、CA-1 与马巴贝西（*Babesia equi*）高度的同源性；第 3 组包括猎户巴贝西亚虫、分歧巴贝西 *B. divergens* 及其近似种，该组形态较小，但系统进化关系上与大巴贝西亚虫近缘；第 4 组包括日本和韩国发现的 KO1 在内的大型种（大于 5 μm）以偶蹄目为宿主的类群。

巴贝西虫顶复合器 apicomplex 部分退化、无孢子，需要蜱和脊椎动物 2 个宿主，而且只有寄生在宿主体内或宿主细胞内才能生存。在脊椎动物的血液中营细胞内寄生，进行无性繁殖。虫体呈圆形、梨形、杆形、椭圆形、逗点形或阿米巴形等多种形态。巴贝西亚虫进入蜱体内血淋巴中，在尿黄酸等因子的引导下形成雌雄配子体，然后进行交配经有性生殖形成合子，进入蜱涎腺内，在蜱类涎腺中发育成囊孢体。蜱类叮咬吸血时囊孢体破裂，释放出孢子体，在宿主血液内进行无性生殖。巴贝西亚虫在人或动物红细胞内寄生，通常以环形体出现，有时在多寄生的红细胞内可能发现由于巴贝西亚虫二分或四分裂形式形成的马耳他十字。另外，在红细胞中也可以看到由巴贝西亚虫分裂而形成的四分体 tetrad、二分体 binary fission；在红细胞外偶尔也能看到巴贝西亚虫的上述形态。该虫在红细胞中的形态与疟原虫较为相近，但显著区别在于巴贝西亚虫无色素沉着，而疟原虫有疟色素和典型的齐氏小点等点缀；另外，巴贝西亚虫感染的红细胞不会出现配子体形态,这也是同疟原虫区分主要形态特征。

自 1888 年 Victor Babès 在罗马尼亚首次发现巴贝西亚虫以来,对动物巴贝西亚虫病的研究较多,普遍的观点认为该病原体对人并不致病。然而,1957 年原南斯拉夫报告首例人感染病例,此后美国(1968 年)、南非(1990 年)、德国(2007 年)、印度(2005 年)、韩国(2007 年)、日本(2001 年)、澳大利亚(2012 年,2014 年)等国家和地区都报道了人感染巴贝西亚虫的病例,人的巴贝西亚虫研究得到了广泛的重视,2013 年全美报告病例数达到 1 300 多人,被美国 CDC 称为新的健康威胁之一。1994 年,洪式闾报道了重庆 1 例疑似疟原虫感染病例,后来被确认为我国巴贝西亚虫的首例病例报道。此后,我国台湾(1997 年)、云南(2003 年,2014 年)、山东(2009 年)、浙江(2012 年)、香港(2013 年)、黑龙江(2014 年)、新疆(2014 年)等地均报告了巴贝西亚虫感染病例。由此可见,人巴贝西亚虫在亚洲、欧洲、美洲、非洲广泛分布。在欧洲各国虽然报告病例不多,但统计获得的致死高达 42%。此外,犬、牛和马巴贝虫也被作为感染人类的潜在病原。

二、临床表现和流行病学特征

巴贝西亚虫的临床表现差异明显,主要可分为三个症候群:①轻度到中度的病毒性感染症状;②长期反复发热或致死性严重症状;③隐性感染。一般认为巴贝西亚虫的潜伏期为 1～6 周,患者感染后通常出现轻度到中度的病毒性感染症状,发病初期为疲倦、乏力和间断性发热,常伴随着寒战、出汗、头痛、恶心、咳嗽、肌肉酸痛和关节疼痛等症,极少数出现咽痛、腹痛、恶心、呕吐、体重下降、结膜感染、怕光、意识模糊、抑郁等症。除发热外,常规体检难以发现其他异常,偶尔可见轻度肝脾肿大。咽红、黄疸、视网膜出血等。病程持续几周至几个月,有的可长达 2～3 年。即使患者感觉无异常的情况下,虫血症也可持续 2～3 年。重症患者常常发生在免疫抑制或低下的情况下,如艾滋病感染、恶性肿瘤、移植后免疫抑制以及脾脏切除术后等。这些患者通常出现病情反复,即使使用抗原虫药物,仍有 20% 的死亡率。年龄大于 50 岁的患者,预后较差,并且感染分歧巴贝西和邓氏巴贝西亚虫患者比感染微小巴贝西亚虫患者病情严重。这些患者常常因呼吸衰竭、弥漫性血管内凝血、充血性心衰、肝肾衰竭、脾脏梗阻而死亡,其中呼吸衰竭为最大的威胁,多发年龄为 60～82 岁。调查显示,隐性感染患者占较大比例,通常认为超过 1/3。一部分是感染后从未发病的病例,但血清学或形态学诊断为阳性,这些病例最为常见,有的可持续数年至数十年;而另一部分则为病愈后虫血症消失、症状消失的患者。由于隐性感染病例的广泛存在,隐性感染者的献血成为巴贝西亚虫传播的主要潜在威胁之一。

巴贝西亚虫感染后引起一定的溶血性贫血,血清结合球蛋白降低、以间接胆红素为主要指标的高血清胆红素、血清乳酸脱氢酶、转氨酶、碱性磷酸酶增高趋势。网织红细胞和血小板计数增高。白细胞基本正常,严重病患可出现蛋白尿和高肌酐、高血尿氮的现象,在症状上有酱油尿的出现。在临床标本上,通常采用的诊断技术以血涂片观察方法,以 Gimsa、Wright 或 Gimsa-Wright 染色,薄血片或厚血片中出现典型的巴贝西亚虫为指标，染色后巴贝西亚虫核呈紫蓝色，胞浆呈粉红色。在疾病初期，感染率低于1%的血涂片难以观察判断，通常需要连续几天的观察和仔细的判断方可做出结论。在临床监测阴性，而高度疑似的病例中，接种敏感动物如地鼠、SCID小鼠等，从被接种动物的检测结果做出结论，也是对诊断结果有效的补充。在美国的通用诊断标准中，通常采用血涂片观察阳性和PCR特征片段扩增阳性或血清学检测阳性作为诊断标准。

蜱类叮咬是巴贝西亚虫传播给人的主要方式，主要传播媒介包括肩突硬蜱（*Ixodes sacpularis*）、篦子硬蜱（*I. ricinus*）、全沟硬蜱（*I. persulcatus*）、微小扇头蜱（*Rhipicephalus microplus*）、血红扇头蜱（*R. sanguineus*）、网纹革蜱（*Dermacentor reticulatus*），以及环形扇头蜱（*R. annulatus*）等，在传播方式上主要以经期传播和经卵传播为主。此外，除了蜱类叮咬外，输血和血液制品应用业已成为巴贝西亚虫的主要传播方式，因此，巴贝西亚虫已成为影响血液安全的一种重要病原体。至于其他巴贝西亚虫的传播媒介，可涵括已知的9个属100余种蜱类。多种动物都能成为巴贝西亚虫的宿主动物，包括两栖类、爬行类、哺乳纲、鸟纲、灵长目等，对人致病的巴贝西亚虫通常来源于与蜱和人接触密切的动物类群，如啮齿目、鹿科动物、家畜及其他。

巴贝西亚虫的发生和流行通常具有明显的季节性和蜱暴露史，和其他蜱媒传染病如莱姆病、嗜吞噬细胞无形体病和新立克次体病的感染具有一定的相关性，在地域和时间具有一定的重叠。输血感染的病例则具有一定的聚集性。重症病例常常发生在免疫低下的老人、儿童或脾脏切除或恶性肿瘤患者。患病初期，患者IgM抗体可在2周内检测到，而IgG抗体则在急性期内可超过1∶1 024的滴度，随后的8个月到1年内降低，可低于1∶64，甚至难以检出。同时值得指出的是，由于巴贝西亚虫同其他病原体，如蜱媒莱姆病螺旋体、森林脑炎病毒、嗜吞噬细胞无形体病、新立克次体以及蚊媒传播的疟原虫的复合感染可能性的存在，科学检测、正确鉴别和快速诊断是未来开展巴贝西亚虫预防和控制工作重要方向之一。

三、形态学鉴定

1. 血涂片制备
采集的抗凝血标本尽快用血球层推血片，待干燥后冷丙酮固定10 min。

2. 染色
通常采用瑞氏（Wright）染色法、姬氏（Giemsa）染色法及瑞-姬混合染色法。有条件的实验室，可使用美国CDC推荐的染色方法。

3. 染液配置方法
（1）瑞-姬染液：取瑞氏染料和姬氏染料各0.5 g，以甲醇研溶，加甲醇500 mL保存，每天摇匀1次，1周后可使用。

（2）改良瑞-姬染色剂：75 mL甘油（分析纯）中加入磷酸盐缓冲液（Na_2HPO_4 1 g 和 KH_2PO_4 2 g），以4 mL蒸馏水溶解，37 ℃水浴24 h溶解混匀，用滤纸过滤，保存于密封的棕色瓶中备用。上述甘油缓冲液1.5 mL加瑞-姬染色剂50 mL，混匀后备用。

4. 染色步骤

血涂片分别以 2 种染色剂染色 2 min，再加蒸馏水作用 5 min，用自来水冲洗。

5. 结果观察

1 000 倍油镜光学显微镜下观察，可见红细胞中环形体、四分体等典型巴贝西亚虫体。

四、血清学检测

常用血清学方法为间接免疫荧光（IFA）法。采集急性期（发热初期，一般发病 1 周内）与恢复期（至少间隔 2～3 周）双份血清。如恢复期血清抗体检测阴性，应建议医生采集第 3 份血液样本（间隔 2～4 周）。

1. 试剂

使用国际推荐的、经过 ISO 质量认证的产品。

2. 方法及操作

按说明书进行。

3. 结果解释

IFA 检测结果解释按说明书进行。

如果同时检测双份血清，IgG 抗体 4 倍升高，则结果强烈支持巴贝西亚虫感染。如果急性期抗体升高，而恢复期没有升高或轻微升高，则应采集第 3 份血液样本（间隔 2～4 周）进行进一步检测。

五、分子生物学检测

目前，最常用的巴贝西亚虫通用检测方法是针对 18S rRNA 基因进行的。

1. DNA 提取

用急性期、未使用抗生素的 EDTA 抗凝血或非抗凝血血球部分提取 DNA。最后，以低盐洗脱缓冲液 50 μL 抽滤以提高回收的 DNA 浓度。同时应采集正常人血液同时提取 DNA，作为 PCR 的阴性对照。

2. PCR 扩增

以 PIRO-A（5′-AATACCCAATCCTGACACAGGG-3′）和 PIRO-B（5′-TTAAATACGAATGCCCCCAAC-3′）为引物扩增长度为 438 bp 的目的片段。

PCR 反应混合物的准备按常规进行。反应程序如下：

首先 94 ℃ 5 min；接着 94 ℃ 30 s、60 ℃ 40 s、72 ℃ 40 s，扩增 35 个循环；最后 72 ℃ 总延伸 5 min。

3. 测序及分析

对扩增产物进行测序并进行同源比较，分析当地流行株与其他地区的变异性。

六、病原体分离培养

1. 动物接种

EDTA 抗凝血 100 μL 腹腔接种 SCID 鼠和金黄地鼠。每天观察小鼠的状态，每 2 天采一次尾血，进行涂片、染色、镜检，同时进行 PCR 检测。阳性的进行传代保种以及细胞分离培养，观察期为 2～5 周。

2. 体外培养

采用微气固相分离技术进行，简述如下：采集正常鼠 EDTA 抗凝血，PBS 洗涤全血 2～3 次，1 000 g 离心 15 min，弃上清液，红细胞用等体积 Puck 氏葡萄糖（20 g/L）进行重悬。用等体积的正常鼠红细胞和感染的 SCID 小鼠的红细胞混匀，接种于 40% 胎牛血清的培养基中，5% 二氧化碳培养箱 37 ℃ 条件下培养。每 2～4 天进行 1 次传代培养，每天取样进行吉姆萨血涂片染色，以监测巴贝西亚虫的生长情况。

参考文献

［1］BABES V. Sur l'hemoglobinurie bacterienne du boeuf［J］. Comptes Rendus de l'Academie des Sciences 1888, 107: 692 - 694.

［2］LEVINE N D. Progress in taxonomy of the Apicomplexan protozoa［J］. J Protozool, 1988, 35 (4): 518 - 520.

［3］SKRABALO Z, DEANOVIC Z. Piroplasmosis in man: report of a case［J］. Doc Med Geogr Trop, 1957, 9 (1): 11 - 16.

［4］FITZPATRICK J E, KENNEDY C C, MCGEOWN M G, et al. Human case of piroplasmosis (babesiosis)［J］. Nature, 1968, 217 (5131): 861 - 862.

［5］SPIELMAN A. Lyme disease and human babesiosis: evidence incriminating vector and reservoir hosts//Englund P T, Sher A. The biology of parasitism［M］. New York: Alan R Liss; 1988: 147 - 165.

［6］MACKENSTEDT U, GAUER M, MEHLHORN H, et al. Sexual cycle of *Babesia divergens* confirmed by DNA measurements［J］. Parasitol Res, 1990, 76 (3): 199 - 206.

［7］RUDZINSKA M A, SPIELMAN A, RIEK R F, et al. Intraerythrocytic 'gametocytes' of Babesia microti and their maturation in ticks［J］. Can J Zool, 1979, 57 (2): 424 - 434.

［8］KRAUSE P J, TELFORD S R 3rd, SPIELMAN A, et al. Concurrent Lyme disease and babesiosis. Evidence for increased severity and duration of illness［J］. JAMA, 1996, 275 (21): 1657 - 1660.

［9］PIESMAN J, SPIELMAN A. Human babesiosis on Nantucket Island: prevalence of *Babesia microti* in ticks［J］. Am J Trop Med Hyg, 1980, 29 (5): 742 - 746.

［10］FOX L M, WINGERTER S, AHMED A, et al. Neonatal babesiosis: case report and review of the literature［J］. Pediatr Infect Dis J, 2006, 25 (2): 169 - 173.

[11] HERWALDT B L, NEITZEL D F, GORLIN J B, et al. Transmission of *Babesia microti* in Minnesota through four blood donations from the same donor over a 6-month period [J]. Transfusion, 2002, 42 (9): 1154-1158.

[12] CONRAD P A, KJEMTRUP A M, CARRENO R A, et al. Description of *Babesia duncani* n. sp. (Apicomplexa: Babesiidae) from humans and its differentiation from other piroplasms [J]. Int J Parasitol, 2006, 36 (7): 779-789.

[13] HERWALDT B L, DE BRUYN G, PIENIAZEK N J, et al. *Babesia divergens*-like infection, Washington State [J]. Emerg Infect Dis, 2004, 10 (4): 622-629.

[14] PERSING D H, HERWALDT B L, GLASER C, et al. Infection with a babesia-like organism in northern California [J]. N Engl J Med, 1995, 332 (5): 298-303.

[15] HILDEBRANDT A, HUNFELD K P, BAIER M, et al. First confirmed autochthonous case of human *Babesia microti* infection in Europe [J]. Eur J Clin Microbiol Infect Dis, 2007, 26 (8): 595-601.

[16] HUNFELD K P, HILDEBRANDT A, GRAY J S. Babesiosis: Recent insights into an ancient disease [J]. Int J Parasitol, 2008.

[17] KIM J Y, CHO S H, JOO H N, et al. First case of human babesiosis in Korea: detection and characterization of a novel type of Babesia sp. (KO1) similar to ovine babesia [J]. J Clin Microbiol, 2007, 45 (6): 2084-2087.

[18] MARATHE A, TRIPATHI J, HANDA V, et al. Human babesiosis-a case report [J]. Indian J Med Microbiol, 2005, 23 (4): 267-269.

[19] SHIH C M, LIU L P, CHUNG W C, et al. Human babesiosis in Taiwan: asymptomatic infection with a Babesia microti-like organism in a Taiwanese woman [J]. J Clin Microbiol, 1997, 35 (2): 450-454.

[20] WEI Q, TSUJI M, ZAMOTO A, et al. Human babesiosis in Japan: isolation of *Babesia microti* like parasites from an asymptomatic transfusion donor and from a rodent from an area where babesiosis is endemic [J]. J Clin Microbiol, 2001, 39 (6): 2178-2183.

[21] BUSH J B, ISAACSON M, MOHAMED A S, et al. Human babesiosis-a preliminary report of 2 suspected cases in South Africa [J]. S Afr Med J, 1990, 78 (11): 699.

[22] RIOS L, ALVAREZ G, BLAIR S. Serological and parasitological study and report of the first case of human babesiosis in Colombia [J]. Rev Soc Bras Med Trop, 2003, 36 (4): 493-498.

[23] HATCHER J C, GREENBERG P D, ANTIQUE J, et al. Severe babesiosis in Long Island: review of 34 cases and their complications [J]. Clin Infect Dis, 2001, 32 (8): 1117-1125.

[24] KRAUSE P J, SPIELMAN A, TELFORD S R 3rd, et al. Persistent parasitemia after acute babesiosis [J]. N Engl J Med, 1998, 339 (3): 160-165.

[25] HASELBARTH K, TENTER A M, BRADE V, et al. First case of human babesiosis in Germany-Clinical presentation and molecular characterisation of the pathogen

[J]. Int J Med Microbiol, 2007, 297 (3): 197-204.

[26] VANNIER E, BORGGRAEFE I, TELFORD S R 3rd, et al. Age-associated decline in resistance to Babesia microti is genetically determined [J]. J Infect Dis, 2004, 189 (9): 1721-1728.

[27] HSU N H, CROSS J H. Serologic survey for human babesiosis on Taiwan [J]. Taiwan Yi Xue Hui Za Zhi, 1977, 76 (12): 950-954.

[28] DAO A H, EBERHARD M L. Pathology of acute fatal babesiosis in hamsters experimentally infected with the WA-1 strain of Babesia [J]. Lab Invest, 1996, 74 (5): 853-859.

[29] KRAUSE P J, DAILY J, TELFORD S R, et al. Shared features in the pathobiology of babesiosis and malaria [J]. Trends Parasitol, 2007, 23 (12): 605-610.

[30] HEALY G R, RUEBUSH T K 2nd. Morphology of *Babesia microti* in human blood smears [J]. Am J Clin Pathol, 1980, 73 (1): 107-109.

[31] KRAUSE P J, TELFORD S 3rd, SPIELMAN A, et al. Comparison of PCR with blood smear and inoculation of small animals for diagnosis of *Babesia microti* parasitemia [J]. J Clin Microbiol, 1996, 34 (11): 2791-2794.

[32] PERSING D H, MATHIESEN D, MARSHALL W F, et al. Detection of *Babesia microti* by polymerase chain reaction [J]. J Clin Microbiol, 1992, 30 (8): 2097-2103.

[33] KRAUSE P J, RYAN R, TELFORD S 3rd, et al. Efficacy of immunoglobulin M serodiagnostic test for rapid diagnosis of acute babesiosis [J]. J Clin Microbiol, 1996, 34 (8): 2014-2016.

[34] KRAUSE P J, TELFORD S R 3rd, RYAN R, et al. Diagnosis of babesiosis: evaluation of a serologic test for the detection of *Babesia microti* antibody [J]. J Infect Dis, 1994, 169 (4): 923-926.

[35] HOMER M J, AGUILAR-DELFIN I, TELFORD S R 3rd, et al. Babesiosis [J]. Clin Microbiol Rev, 2000, 13 (3): 451-469.

[36] SUN Y, LI S G, JIANG J F, et al. *Babesia venatorum* Infection in Child, China [J]. Emerg Infect Dis, 2014, 20 (5): 896-897.

[37] ZHAO X G, LI H, SUN Y, et al. Dual infection with *Anaplasma phagocytophilum* and *Babesia microti* in a *Rattus norvegicus*, China [J]. Ticks Tick Borne Dis, 2013, 4 (5): 399-402.

[38] YAO L N, RUAN W, ZENG C Y, et al. Pathogen identification and clinical diagnosis for one case infected with Babesia [J]. Chin J Parasitol Parasit Dis, 2012, 30: 21 (in Chinese).

[39] ZHOU X N, LI S G, CHEN S B, et al. Co-infections with *Babesia microti* and plasmodium parasites along the China-Myanmar border [J]. Infect Dis Poverty, 2013, 2: 24.

[40] QI C, ZHOU D, LIU J, et al. Detection of *Babesia divergens* using molecular

methods in anemic patients in Shandong Province, China [J]. Parasitol Res, 2011, 109: 241-245

[41] JIANG J F, ZHENG Y C, JIANG R R, et al. Epidemiological, clinical, and laboratory characteristics of 48 cases of "*Babesia venatorum*" infection in China: a descriptive study [J]. Lancet Infectious Disease, http://dx.doi.org/10.1016/S1473-3099（14）71046-1.

[42] WONG S S, POON R W, HUIJ J, et al. Detection of Babesia hongkongensis sp. nov. in a free-roaming Felis catus cat in Hong Kong [J]. J Clin Microbiol, 2012, 50 (8): 2799-2803.

[43] FULLER A, MANITTA J, MARKS R, et al. First reported case of imported human Babesia microti infection in Australia [J]. Pathology, 2012, 44 (6): 580-582.

[44] PAPARINI A, SENANAYAKE S N, RYANU M, et al. Molecular confirmation of the first autochthonous case of human babesiosis in Australia using a novel primer set for the beta-tubulin gene [J]. Exp Parasitol, 2014, 141: 93-97.

[45] 瞿逢伊. 我国医学寄生虫学发展百年历史回顾与评述. 中国寄生虫学与寄生虫病杂志, 2007, 25 (4): 259-273.

（孙毅）

第二节 检 测 技 术

一、形态学鉴定

1. 血涂片制备

采集的抗凝血标本尽快用血球层推血片，待干燥后冷丙酮固定 10 min。

2. 染色

通常采用瑞氏（Wright）染色法、姬氏（Giemsa）染色法及瑞-姬混合染色法。有条件的实验室，可使用美国 CDC 推荐的染色方法。

3. 染液配置方法

（1）瑞-姬染液：取瑞氏染料和姬氏染料各 0.5 g，以甲醇研溶，加甲醇 500 mL 保存，每天摇匀 1 次，1 周后可使用。

（2）改良瑞-姬染色剂：75 mL 甘油（分析纯）中加入磷酸盐缓冲液（Na_2HPO_4 1 g 和 KH_2PO_4 2 g），以 4 mL 蒸馏水溶解，37 ℃水浴 24 h 溶解混匀，用滤纸过滤，保存于密封的棕色瓶中备用。上述甘油缓冲液 1.5 mL 加瑞-姬染色剂 50 mL，混匀后备用。

4. 染色步骤

血涂片分别以 2 种染色剂染色 2 min，再加蒸馏水作用 5 min，用自来水冲洗。

5. 结果观察

100 倍光学显微镜下观察，可见红细胞中环形体、四分体等典型巴贝西亚虫体。

二、血清学检测

常用血清学方法为间接免疫荧光（IFA）法。采集急性期（发热初期，一般发病1周内）与恢复期（至少间隔2～3周）双份血清。如恢复期血清抗体检测阴性，应建议医生采集第3份血液样本（间隔2～4周）。

1. 试剂

使用国际推荐的、经过 ISO 质量认证的产品。

2. 方法及操作

按说明书进行。

3. 结果解释

IFA 检测结果解释按说明书进行。

如果同时检测双份血清，IgG 抗体升高4倍，则结果强烈支持巴贝西亚虫感染。如果急性期抗体升高，而恢复期没有升高或轻微升高，则应采集第3份血液样本（间隔2～4周）进行进一步检测。

三、分子检测

目前，最常用的巴贝西亚虫通用检测方法是针对 18S rRNA 基因进行的。

1. DNA 提取

用急性期、未使用抗生素的 EDTA 抗凝血或非抗凝血血球部分提取 DNA。最后，以 AE 缓冲液 50 μL 抽滤以提高回收的 DNA 浓度。同时应采集正常人血液同时提取 DNA，作为 PCR 的阴性对照。

2. PCR 扩增

（1）引物：以 PIRO-A（5′－AATACCCAATCCTGACACAGGG－3′）和 PIRO-B（5′－TTAAATA CGAATGCCCCCAAC－3′）引物对扩增长度为438 bp 的目的片段。

（2）PCR 反应混合物的准备按常规进行。

（3）反应程序：首先94 ℃ 5 min；接着94 ℃ 30 s、60 ℃ 40 s、72 ℃ 40 s，扩增35个循环；最后72 ℃延伸5 min。

3. 测序及分析

对扩增产物进行测序并进行同源比较，分析当地流行株与其他地区的变异性。

四、病原体分离培养

1. 动物接种

肝素钠抗凝血 100 μL 腹腔接种 SCID 鼠和金黄地鼠。每天观察小鼠的状态，每2天采1次尾血，进行涂片、染色、镜检，同时进行 PCR 检测。阳性的进行传代保种以及细胞分离培养。

2. 体外培养

采集正常鼠 EDTA 抗凝血，PBS 洗涤全血 2～3 次，1 000 g 离心 15 min，弃上清液，红细胞用等体积 Puck's 葡萄糖（20 g/L）进行重悬。用等体积的正常鼠红细胞和感染的 SCID 小鼠的红细胞混匀，接种于 40% 胎牛血清的培养基中，5% CO_2 培养箱，37 ℃ 条件下培养。每 2～4 天进行 1 次传代培养，每天取样进行吉姆萨血涂片染色，以监测巴贝西亚虫的生长情况。

（孙毅）

附　　录

附表 1　患者采样记录

编号：

患者基本信息								
姓名		性别		出生日期		年　　月　　日		
住址		市　　区　　街道　　院　　号						
		县　　乡　　镇　　村　　号						
采样时间		采样地点						
采样人		单位		个案表编号		采样人签字		
标本编号	标本类型	采集日期	采集地点	标本量	标本处理方式	症候群	备注	

附表2　标本交接记录

编号：

送样方信息：
单位　　　　　　　　　负责人　　　　　　　　联系方式
样本出发时间　　　　　送样人　　　　　　　　签字

接收方信息：
单位　　　　　　　　　负责人　　　　　　　　联系方式
样本送达时间　　　　　接收人　　　　　　　　签字

本批样本数量

标本编号	标本类型	标本量	采集时间	采样单编号	样本是否合格	备注

附表3　菌（毒、虫）株交接记录

编号：

送样方信息：
单位　　　　　　　　　负责人　　　　　　　　　联系方式
样本出发时间　　　　　送样人　　　　　　　　　签字

接收方信息：
单位　　　　　　　　　负责人　　　　　　　　　联系方式
样本送达时间　　　　　接收人　　　　　　　　　签字

本批样本数量

菌（毒、虫）株编号	种属	管数	分离时间	分离地点	样本是否合格	备注

附表 4　不合格标本记录

表格编号：

样本编号	送样时间	送样单位	不合格原因	后处理方式

附表 5 标本背景资料记录

表格编号：

实验室编号	原编号	症候群	标本类型	标本数量	标本处理方式	检测结果	采集时间	采集地点	采样单位	保存实验室	备注

附表6 菌（毒、虫）株背景资料记录

表格编号：

菌（毒、虫）株编号	标本编号	种属	来源地点	分离时间	标本类型	症候群	采样时间	备注

附表 7　标本保存记录

表格编号：

标本编号	标本类型	入库时间	保存方式	保存期限	传代次数	保存冰箱号	保存盒号	保存盒内位置

附表 8　菌（毒、虫）株保存记录

表格编号：

菌（毒、虫）株编号	种属	入库时间	保存方式	保存份数	传代次数	保存期限	保存冰箱号	保存盒号	保存盒内位置

附表 9 标本提取记录

表格编号：

标本编号	标本类型	入库时间	提取时间	提取用途	标本总量	标本剩余量	标本最低剩余量*

*表示标本最低剩余量提前标注

附表 10 菌（毒、虫）株提取记录

表格编号：

菌（毒、虫）株编号	种属	入库时间	提取时间	提取用途	保存管数	复苏次数累计	最高复苏次数	出库管数	剩余管数

附表 11 发热伴出血症候群细菌学和寄生虫实验检测结果汇总

血清学 IgM				血清学 IgG						病原体分离				核酸检测			
埃立克体和无形体	钩端螺旋体	猪链球菌	立克次体	鼠疫菌	巴贝西亚虫	钩端螺旋体	猪链球菌	立克次体	鼠疫菌	埃立克体和无形体	钩端螺旋体	猪链球菌	立克次体	埃立克体和无形体	钩端螺旋体	猪链球菌	立克次体

附表 12 发热伴出血症候群病毒学实验检测结果汇总

血清学 IgM					血清学 IgG					病原体分离					核酸检测				
出血汉坦病毒	克里米亚-刚果出血热	登革病毒	新布尼亚病毒	埃博拉病毒	出血汉坦病毒	克里米亚-刚果出血热	登革病毒	新布尼亚病毒	埃博拉病毒	出血汉坦病毒	克里米亚-刚果出血热	登革病毒	新布尼亚病毒	埃博拉病毒	出血汉坦病毒	克里米亚-刚果出血热	登革病毒	新布尼亚病毒	埃博拉病毒

附表 13　冰箱温度记录*

表格编号：

日期	时间	冰箱号	实际温度	备注

* 表示要求每周登记 1 次。

附表 14 标本销毁记录

表格编号：

标本编号	原编号	标本类型	采集时间	采集地点	销毁实验室	销毁时间	销毁原因	销毁方式	销毁人

附表 15 菌（毒、虫）株销毁记录

表格编号：

菌（毒、虫）株编号	种属	来源地点	销毁数量	销毁实验室	销毁时间	销毁原因	销毁方式	销毁人

附表 16 差错日志

差错编号	报告人	差错类型	涉及的操作过程	差错根源	纠正措施完成的日期	证实的纠正性措施（是或否）	完成日期

文件编号/版本号：_____　　实验室名字/地址：_____　　有效日期：_____

附表 17　质量控制与信息管理工作用表

_____省 _____县/市 _____医院项目工作人员信息一览表

姓名	职称/职务	在项目中的职责	电话	电子邮件地址

填表人：_____　　　　　填表日期：_____

_____省 _____县/市 _____医院调查员基本情况一览表

姓名	性别	年龄	职称	最高学历	参加工作时间	现工作科室	以往是否进行过个案调查	此次调查人群：门诊/住院

填表人：_____　　　　　填表日期：_____

附表 18　标本提取申请单

申请单编号：_____

申请提取_____（类型）标本_____份，用于_____
_____；

_____（类型）标本_____份，用于_____
_____；

_____（类型）标本_____份，用于_____
_____；

_____（类型）标本_____份，用于_____
_____；

_____（类型）标本_____份，用于_____
_____。

附：标本提取单编号：_____

申请人：_____

申请日期：_____

实验室负责人批准签字：_____

附表 19 菌（毒、虫）株提取申请单

申请单编号：_____

申请提取_____（种属）菌（毒、虫）株_____株，共_____份，用于_____；

_____（种属）菌（毒、虫）株_____株，共_____份，用于_____；

_____（种属）菌（毒、虫）株_____株，共_____份，用于_____；

_____（种属）菌（毒、虫）株_____株，共_____份，用于_____；

_____（种属）菌（毒、虫）株_____株，共_____份，用于_____。

附：菌（毒、虫）株提取单编号：_____

申请人：_____

申请日期：_____

实验室负责人批准签字：_____

附表20　菌（毒、虫）株上/外送申请单

申请单编号：＿＿＿＿＿＿＿＿＿＿＿＿＿＿＿＿

申请＿＿＿＿＿＿＿＿（种属）菌（毒、虫）株＿＿＿＿＿＿＿株，共＿＿＿＿＿＿份，上/外送＿＿＿＿＿＿＿＿＿＿＿＿＿＿＿＿（单位），用于＿＿＿＿＿＿＿＿＿＿＿＿＿＿＿＿＿＿＿＿＿＿＿＿＿＿＿＿＿＿＿＿；

＿＿＿＿＿＿＿＿＿＿（种属）菌（毒、虫）株＿＿＿＿＿＿＿株，共＿＿＿＿＿＿份，上/外送＿＿＿＿＿＿＿＿＿＿＿＿＿＿（单位），用于＿＿＿＿＿＿＿＿＿＿＿＿＿＿＿＿＿＿＿＿＿＿＿＿＿＿＿＿＿＿＿；

＿＿＿＿＿＿＿＿＿＿（种属）菌（毒、虫）株＿＿＿＿＿＿＿株，共＿＿＿＿＿＿份，上/外送＿＿＿＿＿＿＿＿＿＿＿＿＿＿（单位），用于＿＿＿＿＿＿＿＿＿＿＿＿＿＿＿＿＿＿＿＿＿＿＿＿＿＿＿＿＿＿＿；

＿＿＿＿＿＿＿＿＿＿（种属）菌（毒、虫）株＿＿＿＿＿＿＿株，共＿＿＿＿＿＿份，上/外送＿＿＿＿＿＿＿＿＿＿＿＿＿＿（单位），用于＿＿＿＿＿＿＿＿＿＿＿＿＿＿＿＿＿＿＿＿＿＿＿＿＿＿＿＿＿＿＿；

＿＿＿＿＿＿＿＿＿＿（种属）菌（毒、虫）株＿＿＿＿＿＿＿株，共＿＿＿＿＿＿份，上/外送＿＿＿＿＿＿＿＿＿＿＿＿＿＿（单位），用于＿＿＿＿＿＿＿＿＿＿＿＿＿＿＿＿＿＿＿＿＿＿＿＿＿＿＿＿＿＿＿。

附：菌（毒、虫）株提取单编号：＿＿＿＿＿＿＿＿＿＿＿＿＿＿＿＿＿＿＿。

　　菌（毒、虫）株交接单编号：＿＿＿＿＿＿＿＿＿＿＿＿＿＿＿＿＿＿＿。

申请人：＿＿＿＿＿＿＿＿＿＿＿＿＿＿＿＿＿＿＿＿＿＿＿＿＿

申请日期：＿＿＿＿＿＿＿＿＿＿＿＿＿＿＿＿＿＿＿＿＿＿＿

实验室负责人批准签字：＿＿＿＿＿＿＿＿＿＿＿＿＿＿＿＿